任之堂悟道中医丛书

任之堂

医经心悟记
——医门话头参究

（第②版）

余　浩　（任之堂主人）　主审

曾培杰
陈创涛　编著

全国百佳图书出版单位

中国中医药出版社

·北　京·

图书在版编目（CIP）数据

任之堂医经心悟记：医门话头参究 / 曾培杰，陈创涛编著 . — 2 版 . —北京：中国中医药出版社，2023.10

（任之堂悟道中医丛书）

ISBN 978-7-5132-8397-7

Ⅰ . ①任… Ⅱ . ①曾… ②陈… Ⅲ . ①中国医药学—文集 Ⅳ . ① R2-53

中国国家版本馆 CIP 数据核字（2023）第 183110 号

中国中医药出版社出版

北京经济技术开发区科创十三街 31 号院二区 8 号楼

邮政编码　100176

传真　010-64405721

三河市同力彩印有限公司印刷

各地新华书店经销

开本 710×1000　1/16　印张 16.75　字数 271 千字

2023 年 10 月第 2 版　2023 年 10 月第 1 次印刷

书号　ISBN 978-7-5132-8397-7

定价　69.00 元

网址　www.cptcm.com

服 务 热 线　010-64405510
购 书 热 线　010-89535836
维 权 打 假　010-64405753

微信服务号　zgzyycbs
微商城网址　https://kdt.im/LIdUGr
官方微博　http://e.weibo.com/cptcm
天猫旗舰店网址　https://zgzyycbs.tmall.com

如有印装质量问题请与本社出版部联系（010-64405510）

出版说明

学习中医不易，然而学好中医自有其关窍：一为熟读经典。读书百遍，其义自见。只有熟到将中医经典内化成自己的知识和思想，到临床时方能信手拈来，应用自如。二是早临床，多临床。只有通过临床实践才能体会中医如何认识疾病、如何治疗疾病、如何取效。三是多思考，多体悟。学习中医需要悟性。悟性为何？悟性是指对事物的感知力、思考力、洞察力，主要指对事物的理解能力和分析能力。悟性并非完全由先天禀赋所定，后天的培养也非常重要。怎样才能学好中医，开启学习中医的悟性？本套"任之堂悟道中医丛书"试图从经典、临床和思悟等几方面为大家打开思路，提供一点灵感和启迪。

余浩，网名任之堂主人，自幼随祖辈学医，后就读于湖北中医药大学（原湖北中医学院），毕业后扎根基层，访名师，参道学，将中国古典哲学融入中医理论之中，创立阴阳九针等新疗法，用于治疗各种疑难杂症，颇有心得。余浩在湖北十堰创立任之堂中医门诊部，每天坐诊看病，边临床，边带徒，教学相长，在多年的传统中医带教过程中，他和弟子将对中医的体悟、学习的收获记录成册，陆续出版了多本任之堂系列图书，受到广大读者的好评。此次我们选择其中的《任之堂医经心悟记——医门话头参究》《任之堂医理悟真记》《任之堂师徒问答录》《任之堂医案讲习录》《任之堂学药记——当民间中医遇到神农传人》《万病之源——任之堂解说不可不知的养生误区》六本著作进行修订再版，作为本套丛书的第一辑。

本套丛书的第二辑包括《任之堂临床中药心悟1》《任之堂临床中药心悟2》《任之堂古中医学启蒙》《任之堂道医脉法传真》《养生之本精气神——任之堂道医养生法》，此五本著作为首次出版，是任之堂主人余浩近年的最新力作。

希望本套丛书能够成为大家学习、体悟中医道路上的良师益友。

出版者
2023 年 9 月

序一

进与病谋，退与心谋

我们在任之堂，跟随余老师学到中医最精髓的悟性思维，但老师这些悟性思维又是从何来的呢？无他，好琢磨而已。

老师通常会因为一两个医门话头，而反复参究几天甚至几个月，如同儒家所谓格物致知，禅门所言参禅观话头一样。

老师在任之堂成立八周年庆上对众学生说，你们知识累积到一定程度后，就要多去参医门话头，究天地之道，穷万物之理，这些简单的概念，流传已久的名言都有巨大的价值。当你通古今医家之变时，就能成就自家机杼，别有一番风骨。

学生就疑惑道，该怎么参究呢？应该如何选医门话头？

老师便说，比如金元四大家中，张从正参"邪去则正安"的话头，而创立攻邪派；李东垣参"脾胃一虚，百病丛生"的话头，而创立补土派；刘完素参"六气皆从火化"，而创立寒凉派；朱丹溪参"阳常有余，阴常不足"，而创立滋阴派。他们都从不同角度，丰富发展了中医。

可选的医门话头很多，比如"怪病多由痰作祟"，就这一句话，你们好好去琢磨，就大有学问。朱曾柏就曾深入思考"疑难杂病从痰论治"，反复参究这句话头，印证于临床，并建立了痰病学。

这痰是怎么来的，在临证读书中，常把这句话头提起，反复参究，反复琢磨，语默动静，行住坐卧，皆念兹在兹，久而久之，痰的来源跟去路，渐渐明达，痰的病症表现跟治疗方案，也进一步清楚。在临证中，一旦能验证所思所想时，慢慢你就由这扇门，进到更广阔的医学天地里去了。

这个就叫做借一句话头以成就医学的精进，就像借舟渡河一样。古人所谓的进与病谋，退与心谋，说的无非就是不断地参话头，不断地格物致知，不断地接近靠近真理。

进与病谋，退与心谋，临证重在参话头。
由少到多，由生转熟，反复参究疑团破。
朝也琢磨，夕也琢磨，不分阴晴与颠簸。
你来应酬，他来应酬，我心总在医门游。
不理闲说，不讲房楼，终归是医中国手。

曾培杰　陈创涛
2014 年 3 月 1 日

建一栋房子需要用到哪些知识？

老师说，第一要有精密的理科设计图纸，第二要有优美艺术的文科思维，第三要有从理论到实践的转换能力，能落到实处，扎扎实实地把这些想法变为现实。学中医也是如此。

大家可能都会有疑问，不是说学中医需要的是文科的人才吗？以文通医，事半功倍？

老师说，学中医需要理科的逻辑推理能力，当然也少不了文科的知识积累。没有文科的功底，很多医籍根本看不进去，还有很多美妙的取象思维，也展不开。如果没有理科的逻辑推理能力，到时候真正想把医理落实到临床中去，就会发现，手中虽有千方，但笔下实难出一良策啊！

所以文理兼通，方得为医。不得识文断字，难以为医，不得穷理通变，更加难以为医。一个出色的临床医家，必然是理事圆融，精通文学，理论推导严密的。如果缺乏任何一方面，就像鸟儿少了一边翅膀，车子少了一个轮子一样，都很难真正富有气象地动起来。这就是为何历来学医者多，成就者少。

老师向来都是理科偏长的，他可以将别人一个小时都做不完的数理题目，在半个小时内做完，而且拿到最高分。

老师说，这些都是陈年旧事，二十年前的经历了，但我如今回忆起来，依然快乐。我一看到这些数理题，就很激动，因为它们富有逻辑推演的挑战性，里面的证明题，你每证明一道，都像是攀上了一座高山一样，让人很有成就感。所以对数理题，我向来都是迎难而上。这种习惯的建立，让我在临床中，遇到疑难杂病，立即燃起挑战之心，必须要打破砂锅问到底。

然后老师就给大家讲最初级的三角几何到高级的立体几何。

不是说学中医吗？怎么讲起数理来呢？

老师说，医易相通，《易经》讲究象数理，你们取象的悟性思维，在这一年多的时间里都大大提高了，但那种逻辑严密的推演、数理的思维，还远远不够。而临床上真正想出实效，必须要具备这种思维。

就好比三角形，三个内角之和是180°，这是一条定理，如果你知道两个内角和为130°，你能否推出第三个内角为50°？

由已知的数据，推出结论，然后加以证明，这就是严密的数理思维。

在临床中，当你看到鼻流清涕的病症时，如何推出通宣理肺的治法来？

通过通宣理肺来治疗鼻流清涕，这是现成的经验推论成果，但你要知道这成果是怎么出来的。首先你要去找定理公式，所谓的定理公式多是千百年来流传不变的医门话头，这些话头大都存在于经典里头，如《黄帝内经》《难经》等。

这时你找到肺开窍于鼻，这是一条定理，你又找到阳化气阴成形，这是第二条定理。

由这两条定理，你就想到原来鼻子流清水是肺里有寒，清水是阴成形的产物。如果阳气足够，它就不会变成清水，而会化成气，去熏肤充身泽毛。只有胸肺阳气不振，气化不过来，阴邪才过剩，通过肺的窗口流出水来，提示你肺里有寒。这时你就可以证明通宣理肺，用温化胸肺寒气之法，就可以治愈鼻流清涕。

这时你给患者开出中成药通宣理肺丸，他吃了管用，你给他开玉屏风散合桂枝汤去温化胸肺阳气，他喝了照样管用。当这个推论一旦被你自己证明后，你治病的思路就变得活泼而且相当开阔，临证用药就能够步步改善疾病。

所以说，我们中医是怎么看病的，我们该如何去教人学好中医，这里头最关键的不是去看哪家学派学说，也不是去跟哪个名师，而是首先要培养这样的逻辑推演思维。

由已知的很多公式定理去推出更多的推论，然后通过各种推论来解决各类证题，即临床上需要攻克的疑难杂病。

学医就像修行一样，要"自依止，法依止，莫异依止"，就是说人贵在能够自己去参究领悟道理，运用已知的原则规律，去解决各类层出不穷的问题。自依止就是靠自己；法依止就是要遵循各类法则规律定理公式；莫异依止，就是不要去依附其他的人或各种学说，即便是老师也不是给你依靠的。

　　所以西方有句哲言：吾爱吾师，吾尤爱真理。

　　而在中国，真正的尊师重道，不是尊某人、尊某学术，而是尊真理、尊天地道法。

　　现在很多学医的人，老想得到别人的偏方秘方，现成的经验，不肯花心思工夫去钻研深究，去参悟医门话头，不愿意去背很多定理公式，如《黄帝内经》。其实只要你把这些基本定理公式背会了，然后加以深究推演，那么面对层出不穷的疑难杂症，你治疗起来思路都会渐渐明朗。如果你不加分析地笼统接受别人的经验推论，不是你自己证出来的，这就叫做"拾人牙慧"，到你真正临床去应用时，难以得心应手。

　　这就好比某些医家，他善用柴胡剂，用得炉火纯青，患者普遍反映效果好，而你不明其中机理，也照搬去用柴胡剂，结果发现效果不明显，大失所望。

　　好比有人得出经验说，我重用一味川芎治头痛效果良；有人说我用藁本、蔓荆子治疗头痛效果很好；有人说我用羌活、葛根治头痛，同样效果非常好；有人说我用三七配细辛打粉治头痛，得心应手；有人说我用全蝎、蜈蚣，制成散剂治头痛，对各类顽固久不愈的头痛效果出奇得好；也有人说我就一首川芎茶调散加减变化通治一切头痛；还有人说我就逍遥散一方，治疗头痛就很好了……

　　这时你就全蒙了，一下子如山高海深般的知识全涌过来，每个都是好的临床经验，都说得头头是道，当你真正碰到一个头痛患者，估计你就莫衷一是了，好像哪个都可以，但真正用起来，又似乎哪个都不如意。这就像孙思邈《大医精诚》上所说的，世有愚者，读医籍方书，三年便昂头戴面，称天底下没有病是我不能治的。等到真正临床治病三年，发现疾病并不全按书中那样教条地发生发展，屡屡受挫，便气愤地说，这天底下没有一个方是好用的。

为何呢？因为所有书本知识，都是别人的推论，你需要一个自我内化的过程，只有这个过程建立在严密的逻辑推演基础上，你才能够真正地将知识与实践融为一体。

就比如我们要证明为何头痛不离川芎，假如这道题就是你的几何题，你的数学题，你如何通过所知的定理公式，把这个题给证明出来呢？证明出来后你用时就不会茫然失措了，证不出来，你照搬照套，那就相当于买彩票一样，靠概率去中，靠运气去碰。

医门的大部分公理原理定律都在《黄帝内经》中，所以我们要好好参究《黄帝内经》里的各类话头。针对上面说到的题目，我们找出第一点叫头为诸阳之会；然后再找出第二点，川芎这味药，能够上行头目，下行血海，旁开郁结；还有第三点，不通则痛、不荣则痛这条定理。接下来我们就可以推演出各类治疗头痛的推论了。

你知道为何会有各家学说？为何中医能够百家争鸣？为何历代医家能够产生各类丰富的经验？原来都是从这基本的原理定理里头得出各种解决疾病的经验推论。

所以对于头痛，碰到不通的，把阳气升上来通达之，如羌活、葛根。碰到不荣的，脏腑不足的，把气引上来，滋养之，如补中益气汤。碰到邪风束表，导致经脉收引的，用药发散之，如川芎茶调散。碰到脏腑里气不调，用药条达之，如逍遥散。碰到局部有瘀血刺痛的，用药搜剔之，如虫类药蜈蚣、全蝎。

这样使得这个诸阳之会的头部，能够处在"清阳出上窍，浊阴出下窍，清升浊降"的状态，那么你随手用出来的方子都是好方，都是直接切中病机的，这就一下子把医学活了。

老师说，我们接下来的工作就要多练习这治病悟病的过程，把这些大家都知道的公理公式整理出来，然后熟悉它们，并且去推演，得出各种推论来服务于临床。这个就是中医之证。真正的证有两个层次的意思：一个是证候，要你去辨的，这个是名词；一个是证理，要你去推演的，这个是动词。所以中医之证，绝不像你们寻常理解辨证论治那么简单，它最精深之处，就是怎么去证道。对这证道的过程真正参究洞悉后，才能够从根源上推动中医的发展，才能培养出真正有底气的中医来。

我们便问老师，要掌握这中医之证该如何去做呢？

老师笑着说，治病就像解题，你们以为中医难，所谓难易相成，难是难在你们掌握的公理定理不多，难在你们对这方面的推论不熟。一旦基础打牢了，再到临床上稍经点拨，把那层纸捅破，把这些推论的过程一理顺，你们自己都能够得出很多宝贵经验，根本不需要急着到各处去访师问道。你们自己都可以从古籍中挖出大量宝藏。你们会发现这中医治病也如同众学生解几何题一样，会的人一点即透，不会的人怎么都做不出。

所以你们现在要做的工作就是把中医的定理公理，古籍上大量的原则治法，先掌握熟悉，变成自己的武器，为下一步的推演做好准备。

为何我们现在治疗很多湿疹患者，用杏苏五皮饮效果非常好？这就是靠定理公式推出来的结论，这个过程是这样的。

首先要知道的第一条是肺主皮毛，第二条是浊阴出下窍。

所以临床上一碰到皮肤湿疹，肺脉上亢，要想到这就是浊水不能出浊道，往皮表发了，要治哪里呢？治肺。要怎么治呢？把水湿收到三焦通过膀胱把它利出去。这样湿浊从小便而走，皮肤表面湿浊不泛了，自然就好了，这可是治根之法啊！

而这个治根之法，正是通过"肺主皮毛""浊阴出下窍"这两个再简单不过的中医公式推演出来的。即便是初学中医的人，也知道这两条公式，但他们多不知道如何去推演。一旦知道如何去推演，可能面对湿疹这样的疑难之症时，就有了有效的应对之法。

所以说，要如何解几何题呢？如果连定理公式这些基础都不知道，连三角形三个内角和是180°都不知道，连等边三角形三条边相等的常识都不知道，那么所有的推理将无法进行下去。就像没打地基，高楼根本盖不起来一样。

现在很多学生很聪明，很善于去挖掘别人的推论，但那只是别人种出的果，不要以为受别人恩惠就是一件很值得高兴的事，不要因为得到很多现成的经验就沾沾自喜，要学好中医必须要自己去悟。学中医到底有没有可以遵行的法则？应该如何去悟？怎么样去下功夫？有没有一个模式可以成为天下医者的模板呢？绝对是有的。就像太阳，把光和热布施给万物，心脏把能量供应给五脏六腑。真正的医者应该是一个真正的修道者，应该成为一轮红日。

现在很多人从学院里走出来，意气蓬勃，一到临床上就受挫，一受挫对中医就丧失信心，一丧失信心就半途而废，自我放弃，唯他人马首是瞻，结果很多知识都不能贯通起来，根本就不能融合起来。这里面除了基础薄弱外，还因为缺乏一股反复参究的精神。

老师一直认为真正的医者，应该是一个禅者、觉悟者，像把一个话头参破啃透一样，把一个医理悟透，这个反复参悟琢磨的过程，就像牛反刍一样，对这些公式定理不厌百回读，熟读深思子自知。

古诗云，鸳鸯绣取凭君看，莫把金针度与人。

这是说，当把漂亮的鸳鸯画布绣好后，可以给人观赏，但从来不把这暗藏的绣花功夫传出去。而现在余老师不仅把病案公布出来，还把治病的思路，把中医这个千年瑰宝在实践中反复验证行之有效的"金针之术"，毫无保留地全盘托出。

但现在很多人都想一蹴而就，他们都忽略了重要的一点，就是真理的把握往往需要一个反复的过程，没有一次性到位的。一次性到位的，那是魔法，不是正法，那是急功近利。人间正道向来都是沧桑的，都是沉淀的，都是精华的凝练。

于是我们推出《任之堂医经心悟记——医门话头参究》，目的是把学医人如何看病悟病，如何根据现有的常识公式定理来推演治疗大法的过程彰显出来。这里面虽然零零碎碎，但却是临床上反复琢磨凝练出来的东西，希望大家在这基础上能够更上一层楼，跳得更高，看得更远，领悟得更深，思路更广。

曾培杰　陈创涛
2014 年 3 月 1 日

目 录

第三章 ◇ 气血

第四章 ◇ 经脉

第五章 ◈ 治法

第六章 ◇ 取象

后记

第一章

阴阳

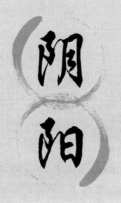

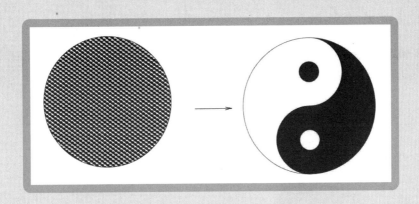

混沌初开，乾坤始奠。
气之轻清上浮者为天，为阳；
气之重浊下凝者为地，为阴。

古人说，医道虽繁，如果用一句话来概括它的话，就是阴阳而已。

病情变化莫测，然万病不离其宗，虽非一言能尽，但总不离阴阳之道。

阴阳看似不可捉摸，实际就在我们日常生活中。

当你看到太阳时，就要想到阴影，见到火时，就要想到水。

当你站在高山上时，就要想到深谷，见到云时，就要想到雨。

当你白天活动时，就要想到晚上休息，见到热时，就要想到冷。

……

人体就像一辆车，车的配件如人的脏腑，车里的汽油，如人的气血，车的管道如人的经脉。

开动车时，不断地左右调方向盘，就像在调车子的阴阳。

用药物或用外治法，帮患者调身体，其实就是在调患者身体阴阳这个大方向盘。

1. 阳气与鼻塞

《慎斋遗书》曰："凡人生病处，皆为阴为火，总因阳气不到，阳气所到之处，断无生病之理也。"

有个患者，男，43岁，长期过敏性鼻炎，平时最怕风冷，晨起喷嚏不断，鼻塞头晕，夜卧难安。

他问老师是怎么回事。

老师说，头为诸阳之会，你阳气不够，发不上来，所以容易招风冷。

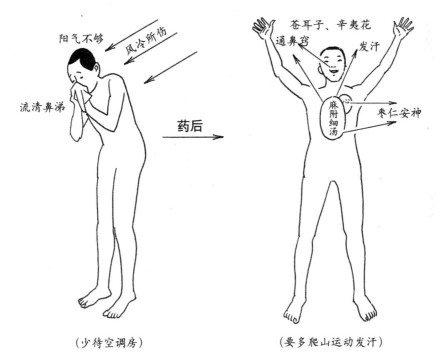

（少待空调房）　　　　　　　　　（要多爬山运动发汗）

他又问，那我头晕，又是怎么回事？

老师说，也是阳气上不来。

他又问，那我疲劳没劲、记忆力减退，是怎么回事？

老师笑着说，还是阳气上不来。就像你家里停电了，或者电压不够，你的冰箱、电视、电饭锅、洗衣机、电脑都不亮了，都转不起来。这时不是去修电器，而是去通电。你阳气一上来，什么都好了。哪个地方阳气不到，哪个地方就不舒服。就像太阳光照射不到的地方，就特阴湿，霉菌病毒就潜滋暗长。

患者点了点头，然后老师给他开方：

| 麻　黄 10克 | 附　子 20克 | 细　辛 10克 |
| 苍耳子 15克 | 辛夷花 15克 | 酸枣仁 20克　　3剂 |

就这六味药，患者吃了后，过了几日来复诊，很高兴地说，大夫，吃了你的药后，我明显感到鼻炎在好转，头也不晕了，晚上睡觉比以前好些，早上起来打喷嚏少了，也不怕凉风了。

老师笑着说，正气存内，邪不可干。阳气者，卫外而为固也，阳气足，能够到头表，自然精神，不怕风冷。

然后老师叫大家回去好好参究"阳气"二字，让大家放到大自然中去领悟。何以天地之间，春生夏长，秋收冬藏？何以《黄帝内经》上说"阳生阴长，阳杀阴藏"？何以张景岳提出"天之大宝只此一丸红日，人之大宝只此一息真阳"？

◇ 参究提示

1. 头为诸阳之会（阳足窍开启，阳虚窍郁闭）。
2. 肺是人体清气最多的地方，那人体浊气最多的地方在哪里呢？（小肠）
3. 肺气通于鼻，鼻通气于天，清阳出上窍。

2. 阳化气则阴津四布

《黄帝内经》曰："膀胱者，州都之官，津液藏焉，气化则能出矣。"

有个患者，女，42岁，晚上尿频急，双尺脉弱。
她问老师，为何我口干、小便多？
老师说，你这吃进来的水，没有经过充分气化，直走下焦排出去了。

她又问，为何夏天，我四肢还是凉的，腰背酸？

老师说，一样的道理，阳气化源于下焦，你肾阳不足，气化不好。

她又问，为何我小肚子胀胀的，在医院里检查是盆腔积液，只有用热水袋捂着，才会缓解一些，如果不捂着，坠胀得难受？

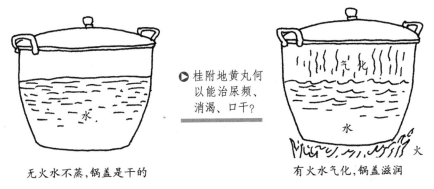

▶ 桂附地黄丸何以能治尿频、消渴、口干？

无火水不蒸，锅盖是干的　　　　有火水气化，锅盖滋润

上焦锅盖如人之口，想要滋润，下焦要有火

老师说，各随其所欲而治之，你身体畏寒喜暖，就说明阳气不够，阳气主温煦，主气化，阳气不够，水液就不能被很好地气化，停留在局部，就容易成为痰饮积液。

患者又问，为什么我整个夏天以来，始终都提不起食欲，不想吃饭，连眼睛都懒得张开？

老师说，这也是下焦阳气不够，食物得消化，同样需要阳气。火能生土，你身体阳火不够，吃东西消化自然不好。消化不好，就没食欲。人的欲望就是靠那股阳气，欲望减退，也可以看成阳气不足。

然后老师就给她用桂附地黄丸，八味药：

| 桂 枝 10克 | 附 子 10克 | 熟地黄 30克 | 山 药 20克 | |
| 枣 皮 10克 | 茯 苓 20克 | 泽 泻 10克 | 丹 皮 10克 | 3剂 |

患者吃完药后回来复诊说，大夫，我感到肚子坠胀好像轻了些，肚子没那么凉了，以前要用热水袋敷才会缓解，现在不用热水袋去敷，也不难受了。而且我前段日子一直不想吃饭，吃了几天药后，胃口突然好起来，想吃饭了。腰部也没那么酸了。

老师这里没有给她用到开胃的药，却就把她的脾胃健运起来，说明脾胃腐

熟运化功能，还是要靠下焦命门之火，人体食欲的振奋也有赖于阳气的温煦。腹中怕冷四肢凉，盆腔有积液，是因为阳不化气，所以寒水就内停，津液流通不了，就变成积液，这积液跟津液之间的转换，靠的也是那股阳气。

然后，老师叫大家去参"阳化气"的道理，去观察熬药锅子中的水，为何没有下面的火力，它就是一盆死水，有了火力，它就能滚动气化，蒸腾成水气，往上敷布？

再去看看自然界，为何冬天下那么多雪，还下雨，人都觉得干燥缺水？为何水在体内要变成气雾，才能滋润？

为何冰雪到了春天，才能融化变成流动的水？我们治疗盆腔积液、卵巢囊肿时能从中得到哪些启发？你们想通了，妇科的很多问题，解决起来都有思路。

◇ **参究提示**

1. 阴随阳升。人体的津液要靠阳气才能蒸腾遍布周身。
2. 引下焦之水来滋润上窍干渴，靠的是阳主气化的功能。
3. 胃火源于心火，脾阳源于肾阳。

3. 从治水看阳化气与阴成形

《黄帝内经》曰："阳化气，阴成形。"
《景岳全书》曰："凡治肿者必先治水，治水者必先治气。"
《本经疏证》曰："水者，火之对。水不行，由于火不化。"

十堰有个患者，女，45 岁，脚肿身肿，最近一周加重，舌淡胖，苔水滑，有齿痕。

老师摸完脉后说，这是一个坎卦，心肾阳虚，中焦脾胃郁滞，心烦胸闷，堵得严严实实。

患者点头说，是啊，很累，很没劲，不想动。

老师说，人体疲累是心肾阳气不足，寒湿内盛；人觉得堵得慌，是中焦郁滞，气机不能舒展，所以我们用药调上下心肾，助阳化气，再疏通中焦，把郁滞打开，所以选真武汤加味。

方药为：

附 子 15克	白 芍 30克	生 姜 20克	茯 苓 20克
白 术 20克	龙 骨 20克	牡 蛎 20克	红 参 20克
银杏叶 30克	枳 壳 10克	桔 梗 10克	木 香 12克 6剂

患者吃完药后，肿消了大半，小便量也比平常多了些，腿再按下去，肿就没那么明显了。所以她就再过来抓药吃。

老师说，所有阴性物质的停留，像水湿痰饮等病理产物，都是因为身体缺乏一股阳气。张仲景说"病痰饮者，当以温药和之"，不仅是痰饮，各类水湿积聚，都少不了温暖阳动之药去化它。阳不能够化气，阴就会成形，所以治有形的肿，要看到水湿在那里，看到水湿要想到阳气蒸化力量不够，气机对流不好。

你们要去参身体最关键的阳气动力在哪里。为何助阳化气的同时，还要疏通中焦？为何《黄帝内经》这"阳化气，阴成形"六个字，是治疗所有病的总纲？放到天地中去，你们要去观察"气蒸云梦泽，波撼岳阳城"的景象，想想这云蒸霞蔚，水雾氤氲，它靠的是什么东西？

我们就去观察自然之理跟日常生活之道，老师叫大家琢磨水是怎么被气化的。在自然界中，我们可以看到太阳高照，地面上的水就蒸化为气，上升为云；而对应人体脏腑，心为阳中之太阳，五脏之中阳气最盛，所以我们常会用到红参、银杏叶、桂枝，加强心脏动力，以助气化水液。

在熬药房里，我们可以看到蒸气水雾缭绕，为何有形的水能够不断被气化呢？因为下面煤炉子那团火正烧得旺，对应人体，就是肾，人体的肾阳要足，水湿才能被气化，游走三焦，成为津液，滋润脏腑孔窍。所以我们常用真武汤合肾三药（附子、龙骨、牡蛎），助肾阳蒸化水液。龙骨、牡蛎能让亢盛之邪火变为少火，亢盛之火能食气，少火才能生气，慢火才烧得持久。同时，龙骨、牡蛎还能够让附子的雄烈之火变为温和之火，而慢慢气化。

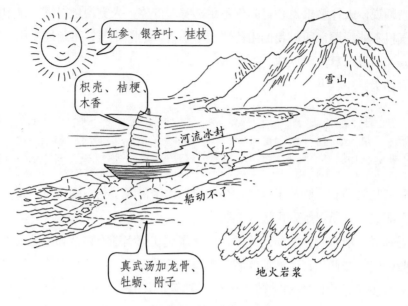

红参、银杏叶、桂枝

枳壳、桔梗、木香

雪山

河流冰封

船动不了

真武汤加龙骨、牡蛎、附子

地火岩浆

阳动冰消，舟行水摇

上下阳气制造出来后，中焦要能通畅才能对流，如果中焦堵住了，好像道路不通，阳气也不能很好地舒展，水湿代谢也会受到影响。所以常用胸三药（枳壳、桔梗、木香），令胸中气机展布，这样气化正常，水液流通，就不会阻滞在局部。清者上升，浊者下降，肿硬满胀随之而消。

◈ **参究提示**

1. 阳化气，阴成形。

2. 阳主动，阴主静。

3. 水盛则阳微，阳强则水退。

4.《黄帝内经》曰："肾何以能聚水而生病？岐伯曰：肾者，胃之关也。关门不利，故聚水而从其类也。上下溢于皮肤，故为胕肿。胕肿者，聚水而生病也。"

4. 阳动冰消与闭经

《黄帝内经》曰："天地温和，则经水安静；天寒地冻，则经水凝泣；天暑地热，则经水沸溢，猝风暴起，则经水波涌而陇起。"

《金匮要略》曰："妇人之病，因虚、积冷、结气，为诸经水断绝。"

《琵琶行》曰："冰泉冷涩弦凝结，凝结不通声暂歇。"

最近任之堂用桂附地黄丸治愈了多例闭经的妇女，老师便跟大家谈其中的道理。

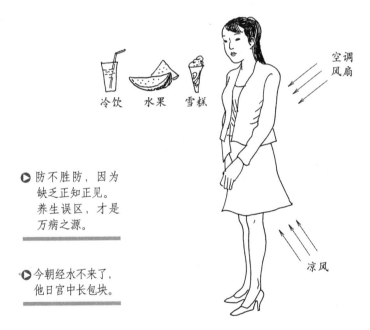

冷饮　水果　雪糕

空调风扇

凉风

▶ 防不胜防，因为缺乏正知正见。养生误区，才是万病之源。

▶ 今朝经水不来了，他日官中长包块。

寒凝血瘀经水闭，想想这是何道理

有个女患者，减肥，只吃水果，少吃米饭，结果人是瘦下去了，但气色却难看。以前每个月月经还很准时，自从减肥后，先是月经推迟，然后就减少，最后就来不了了。

老师一摸她的脉说，你这手都是冰凉的，哪有年轻人的朝气。

她问，我以前手不凉的，现在为什么经常怕冷？

老师说，减肥吃水果吃的。

她不解地瞪大眼睛说，水果不是养颜美容吗，难不成吃了还会生病？

老师笑着说，如果真的是养颜美容，那你为何现在手脚冰凉、气色枯槁、月经不来呢？赶紧把水果戒了，让身体阳气恢复，只有健康才是美丽。还有以后不要穿这裙子了，下半身易受寒，风邪直往子宫钻，月经不会好的。不要只爱风度，不要温度，你下次再穿裙子过来，就不要找我看病了。

然后老师就给她开了桂附地黄丸，加上川牛膝。

患者调了两次方子后，月经就来了，而且手脚也没那么冰凉了，她才相信老师跟她说要戒水果、要穿长裤的道理。

就像花朵一样，花心还要花瓣叶子去包着，这样才不容易受风寒，人体又怎么能够随便暴露，让风冷直接钻进来呢？这样下焦受寒，阴成形，子宫一收缩，上面冰凉的水果又从脾胃下来，上下夹击，子宫就处于冰伏寒邪状态，月经怎么能来得了，手足怎么能暖得起来？

然后老师让大家去参，为何这桂附地黄丸能治疗闭经？是治疗哪种类型的闭经？你们多到大自然去参参，什么时候水流得最欢畅，什么时候水流得最涩滞不通？要让涩滞不通变得通畅无阻该怎么办？

大家情不自禁地想到冬天跟老师上牛头山去，观雪采药，在下山的时候，经过一些小溪流、小沟渠，发现这沟渠里的水都结成冰了。

这时有谁能够想到水遇寒则凝的道理呢？有谁能够想到妇女经水闭住，跟受寒是分不开的呢？又有谁能想到用桂附地黄丸助阳气化，起到"阳动冰消"的效果，那经水不就自然来了吗？

所以，我们看这冬天"冰泉冷涩"的状态，就要想到春天"水暖流动"的气象。要参透这个阳动冰消的道理，找到让病体由冬天状态变成春天状态的办法，这样闭经的诊断治疗思路都出来了。

大家想起《琵琶行》中的诗句："冰泉冷涩弦凝结，凝结不通声暂歇。"寒冰之气就是主凝结的，凝结不通了，水就不来了，它就歇止了。

1.闭经、子宫肌瘤为何跟受寒分不开,去参参它们的成因吧。《黄帝内经》曰:"积之始生,得寒乃生。"

2.《黄帝内经》又曰:"石瘕生于胞中,寒气客于子门,子门闭塞,气不得通,恶血当泻不泻,衃以留止,日以益大,状如怀子,月事不以时下。皆生于女子,可导而下。"

3.穿裙子脚受凉会引起子宫关闭。妇人来月经时,经常吃凉饮冷,接触冰水,月经就来不了了。

5.口干尿频与阴随阳升

《景岳全书》曰:"阳不化气,则水精不布,水不得火,则有降无升,所以直入膀胱而饮一溲二,以致源泉不滋,天壤枯涸者,是皆真阳不足,水亏于下之消证也。"

人体的津液必须要靠阳气才能上承到口中来。要湿润锅盖,必须靠锅底阳火足,才能把水蒸气蒸上来滋润锅盖。所以善治阴者,必善于用阳来化阴,此为阴随阳升也。

常有中老年人,夜尿频多,口干渴,腿脚沉重人疲惫,手脚怕凉,腰酸痛。

老师说,这种情况原因很简单,就是年老阴阳两虚,阳不化气,导致水津不能上承,所以口干尿多,阳气不能布达四肢,故畏寒腰痛。

十堰当地有个老爷子就是这样。晚上尿多,喝水不解渴,腰背怕凉。

老师说他尺脉弱,身体的津液缺乏一团火来蒸化,整个脉处于下陷状态,水气往下降就升不起来,所以口干尿多就是好不了。我们用药很简单,下陷者把它升举上来就行了,然后老师给他开桂附地黄汤。

患者吃第一剂药就有效,晚上小便次数少了,口中也没那么干渴了,不再老想着喝水。3剂药喝完后,晚上偶尔有一两次夜尿,也不影响休息了。然后老师叫他续服桂附地黄丸的中成药巩固。

老师叫大家去参人为何会消渴。人体那么多水液，怎么会缺水呢？是真的缺水，还是缺一股阳气？为何下陷脉的人，口中就容易干渴？为何桂附地黄丸能够很好地把尿频跟口干渴两个病症同时解决？

大家看看大自然，思路就开了。地面上的水能够往天空输送布散，靠的是天上的太阳。人体也是一样，水不得火则有降无升，有降无升则口干尿多。

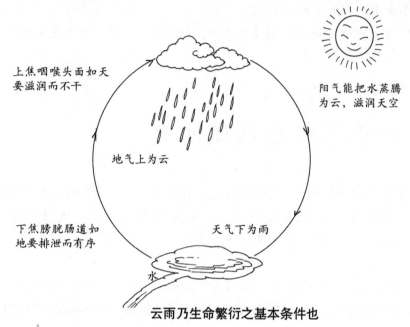

上焦咽喉头面如天
要滋润而不干

阳气能把水蒸腾
为云，滋润天空

地气上为云

下焦膀胱肠道如
地要排泄而有序

天气下为雨

水

云雨乃生命繁衍之基本条件也

又如同样一眼泉，冬天泉水少，夏日泉水多，并不是因为冬夏而水有增减，而是因为阳气的变化，影响水往上冒出。夏天阳足以蒸化，则水泉源不竭，冬天阳气下潜，阳气不足以蒸化，则泉源涸少，所以冬天易见大地干裂，而夏天却多湿润。

所以治疗消渴就是要注重用火来化水，用阳来蒸气。只有足够的阳气才能载津液上承，只有足够的火力，才能把地面的水蒸腾到天空中而滋润蓝天。

在人体而言，三焦能沟通上下、输布水液，背后靠的便是这股阳气啊！只有阳气才能让水液输布在身体中形成循环，升降不息，而不至于水液潴留，或饮入的水随即就排出去，有降无升。

◇ **参究提示**

1. 地气上为云，天气下为雨。
2. 云雨是生命繁衍的必要条件，天地之有云雨，如人身之有阴阳。

6. 一息阳气一息命，一息寒气一息病

《医贯》曰："余有一譬焉，譬之元宵之鳌山走马灯，拜者、舞者、飞者、走者，无一不具，其中间惟是一火耳。火旺则动速，火微则动缓，火熄则寂然不动。"

又曰："上根顿悟无生，其次莫若寡欲，未必长生，亦可却病。反而求之，人之死，由于生，人之病，由于欲。上工治未病，下工治已病。已病矣，释其致病之根，由于不谨。急远房帏，绝嗜欲，庶几得之。世人服食以图长生，惑矣，甚者日服补药，以资纵欲，则惑之甚也。"

有个小伙子在十堰当地打工，他第一次来任之堂，脸色煞白，神疲乏力，坐在那儿，背都弯下来，不像一个二十多岁的朝气蓬勃的小伙子，看起来跟六七十岁的小老头一样。我们心中不禁疑惑，这是先天禀赋不足呢，还是后天得了大病，抑或者自己把自己的身体搞坏了？

老师叫他去做个检查，他说，我做过检查，都没事，就是人气色差了些，不想动，做事没劲，整天很困。

老师摸他的脉，便说，你尺脉弱得很，整个六脉都没神，既然没有其他大病，那你平时是不是有手淫的习惯啊？

他点了点头说，大夫，我就是这个问题，以前看黄色影片看多了，现在想戒都戒不了，不过最近好多了，手淫比较少了。

老师跟他说，别不把命当回事，你伤了其他地方还好，这肾的命根子可伤不得啊。就像草木一样，伤了枝叶，它还会再生，但伤了它的根本，它要再生就很困难了。你现在尺脉弱得很，人之有尺，犹树之有根，枝叶虽枯落，根本将自生，根本若伤伐，枝叶难再生。

你现在不是少手淫的问题，而是要从根源上不手淫，把手淫戒掉，你这身体才有恢复的可能。

小伙子感慨地说，大夫，我看了很多地方，就只有你对我这样说，我尽量去改吧。

老师笑着说，年轻人要拿出些魄力来，不要说"尽量"这些可为可不为的话，要改就下决心改，雷厉风行，没得条件可谈。像《了凡四训》上说的，改小错误，要像拔陷进肌肉里的刺一样，迅速剔除；改大错误，要像被毒蛇咬住手一样，迅速斩除。这就是《易经》上风雷所以合成益卦的道理。断恶修善，贵在雷厉风行。

小伙子精神为之一振，这医生的气场可以影响患者，心存正气，又有正知正见，患者听后如沐阳光，如面佛天，这样有了敬畏之心后，再去治疗，自然更有效果。

老师就给他开了桂附地黄汤，叫他以后就用这中成药来长期调养，以丸者缓也，徐徐图之。

后来他来复诊时，果然气色比以前要好了，稍微像点年轻人，走路不再那样拖着腿，疲累没劲的样子。原来桂附地黄丸把他身体的火气给慢慢温养起来了，当然这跟他把老师的话听进去，节欲保身是分不开的。

老师给大家一本赵献可的《医贯》，叫大家回去参人体命门之火跟行动、精神状态有什么关系。为何人体火足一点，行动就迅速，火微弱的话，行动就缓慢，火如果熄灭的话，就寂然不动？真可谓一息阳气一息命，一息寒气一息病！

大家看了这本书后，想到青壮年、中老年人跟临终之人的不同。青壮年天癸最盛，火力足，所以能风风火火干事业，动作也敏捷；而中老年人，接近退休，人活动行动就变缓慢，这是火力转微弱的缘故；而临终之人不能动，乃火熄也。故善养生者，必善于保养节欲，不会恣意纵欲日夜戕伐此火。善治病者，必善于固护命门，不会应用大量苦寒败胃之品，反复熄灭此火。

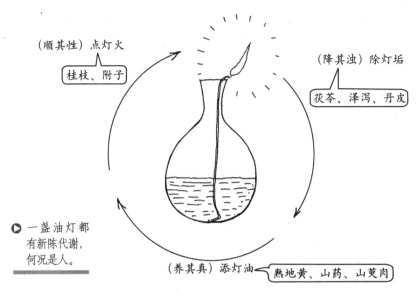

（顺其性）点灯火
桂枝、附子

（降其浊）除灯垢
茯苓、泽泻、丹皮

一盏油灯都有新陈代谢，何况是人。

（养其真）添灯油
熟地黄、山药、山萸肉

桂附地黄丸灯象图

◇ 参究提示

1. 桂附地黄丸八味药，有的养真添油，有的顺性点火，有的降浊除灯垢。

2. 一个好的名方就像有生命一样，如桂附地黄丸，为何说它可以取一个油灯之象呢？

3. 如何保健康复，如何爱惜自己的命门之火？《理虚元鉴》曰："如初发病尚轻浅，亦有不药而但以静养安乐而自愈。稍重者，治需百日或一年，煎百剂……便可断除病根。至于再发便须三年为期。此三年间，起于色者节欲，起于气者慎怒，起于文艺者抛书，起于劳倦者安逸，起于忧思者遣怀，起于悲观者达观，如是方得除根。至于三发，则不可救矣。"

7. 通降胃肠助阳入阴治失眠

《黄帝内经》曰："胃不和，则卧不安。"

又曰："病而不得卧者，何气使然？岐伯曰：卫气不得入于阴，常留于阳。留于阳则阳气满，阳气满则阳跷盛，不得入于阴则阴气虚，故目不瞑矣。"

老师说，晚餐宜少，因为人到晚上消化机能减退，不能给胃肠道增加负担，脏腑也需要好好休息。如果晚上吃得过饱，或者胃不好的患者，就容易失眠，给他重镇安神安不住，必须要把他肠胃治好，他就舒服了。

有个患者，女，36岁，大便困难，每三五日一行，稍微吃饱一点就胃胀胃痛。

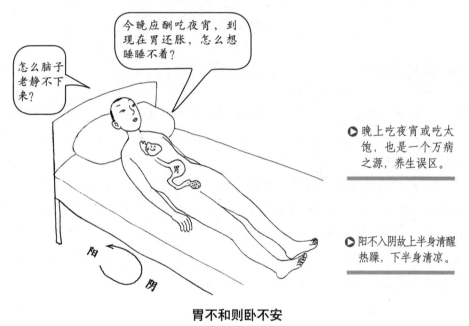

（怎么脑子老静不下来？）

（今晚应酬吃夜宵，到现在胃还胀，怎么想睡睡不着？）

▶ 晚上吃夜宵或吃太饱，也是一个万病之源，养生误区。

▶ 阳不入阴故上半身清醒热躁，下半身清凉。

胃不和则卧不安

老师问她，晚上睡觉怎么样？

她说，在床上翻来覆去，没法睡。

老师又形象地比喻说，你这就像锅里煎鱼一样，反复煎熬，翻来覆去，最终身体都煎干了。

她点头说，是啊，长期睡不好，人就消瘦，不长肉。

老师说，阳不入于阴，阳气浮亢，阴气亏虚。人体上半身为阳，下变身为阴，睡觉就是心神要往下收，但这往下收的通路堵住了，所以没法安卧。这最大的上下通路就是阳明胃肠经，上半身的热气都可以从胃肠这个大通道往下纳，如果胃胀堵在那里，上下不通，上面越热，下面越凉，屎憋在那里，什么病都来了。故救急莫速于通腑。

然后老师给她开方：

火麻仁 20克	鸡矢藤 30克	珠子参 10克	白 术 100克
当 归 30克	木 香 10克	黄 连 4克	生地黄 20克
桂 枝 20克	黄 芪 40克	3剂	

患者吃完药后来复诊，高兴地说，大夫，吃了你的药大便很顺，以前睡觉老翻来翻去，现在安静了，能睡了，好啊！

老师再摸她脉说，肠胃之气下去了，所以你心没那么烦躁了，阳入于阴，现在你睡觉就好了。老师让大家回去参参，为何对于很多中老年人便秘不能用强攻，要用润通？为何重用白术、当归对各种习惯性便秘效果好，而且药力也平和？治失眠心烦为何要问患者的胃，要注重通降胃肠？

大家思索后发现，原来很多中老年人习惯性便秘，不是热火燥结，而是脾虚血弱，推动乏力，这时重用白术、当归这些多脂的中药，既能养气血健脾，也能润通肠道，堪称一举两得。而且这两味药一个为补脾气圣药，一个为补血圣药，这样脾肠气血充足，便积不攻自下。

我们再看《医间道》里"人体脏腑阴阳气血循环图"中的两个轮子，就知道为何胃不和的人卧会不安，心会烦，睡在床上会翻。原来心以下就是胃，心气要循着胃肠通道下交于下面的小肠，这样心中的燥热之气才能够顺降下去，如果这个途径堵住了，下焦阳燥之气降不了，那就没法睡，而且睡不沉了。

所以我们看老师这个方子里头，并没有一味药专门去治失眠，反而直接治肠胃，肠胃通降，其眠立安。阳入于阴，睡眠自香。

◇ **参究提示**

1. 心要通过胃而交于下焦。

2. 胃不和则卧不安，这是胃气不降，心火反亢，阳不入阴。

3. 人体上半身为阳，下半身为阴，中间就是脾胃，脾胃堵住，最容易造成上热下寒的格局，人心烦躁，手脚却冰凉。

4. 通其肠腑，其眠立安。

8. 制阳光消阴翳看脚肿

《黄帝内经》曰："肾何以能聚水而生病？岐伯曰：肾者，胃之关也。关门不利，故聚水而从其类也。上下溢于皮肤，故为胕肿。胕肿者，聚水而生病也。"

又曰："阳化气，阴成形。"

老师说，为什么会水肿泛滥？水湿是阴邪，阴邪要归哪里？阴邪又要靠什么来化？你们好好琢磨，这想通后，治水的思路就理顺了。

有个女患者，三十多岁，她生完小孩后，经常脚肿，反反复复有三年多，这次肿到膝盖上来，大便也不通。她担心病情加重，便来任之堂调理。

老师一摸完脉后说，这脉沉紧，阳气不化，水湿不流。

于是给她开了麻黄附子细辛汤加味。

方药为：

生麻黄 10克	附 子 15克	细 辛 10克	红 参 20克
槟 榔 10克	泽 泻 30克	竹 茹 30克	鸡矢藤 50克 3剂

患者一吃完药后，急着就来复诊，原来她腿上的水肿全消了，问老师，还要不要吃药，要注意些什么？

老师说，你产后本身元气不足，还穿裙子，这是不要命的行为。说不好听的，你现在是简单的脚肿，将来子宫里面还长包块呢！你们一点自我保护意识都没有。自己脚反复肿了三年，还不知道保暖。

老师让大家回去参一下，这水肿是阴邪，阴邪最怕什么？最怕阳光，最怕温暖啊。就像头发湿漉漉的，拿吹风机一吹就干了；湿毛巾水滴不断地往下滴，一放在太阳底下，它很快就晾干了。这就是为何下焦的浮肿，脉沉下陷的，我们要用麻黄附子细辛汤，把水寒从肾里面气化开来，变为津液流通周身。

那为何还要加槟榔、泽泻、鸡矢藤、竹茹这些降浊的药呢？

原来水往外往上气化的时候，浊阴要从膀胱、大肠往下排，这样才不会导致浊气干扰清窍，就像《黄帝内经》所说的，膀胱者，州都之官，气化则能出矣。麻黄附子细辛汤能够帮助气化，而槟榔、泽泻、竹茹这些降浊水的药物，能帮助利小便排水，这样一升清一降浊，把循环一建立起来，肿就慢慢消退了。

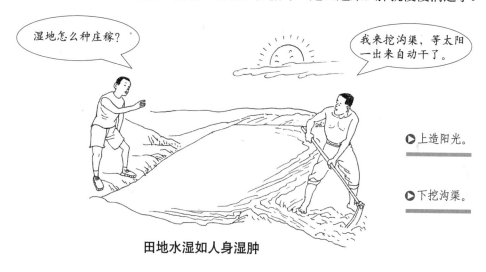

> 湿地怎么种庄稼？

> 我来挖沟渠，等太阳一出来自动干了。

▶ 上造阳光。

▶ 下挖沟渠。

田地水湿如人身湿肿

我们看，天地之间，有两种情况最容易积水，一个就是阴雨天气，阳光不够，水液得不到气化，所以局部容易停积。这时只需要把阳光制造出来，如桂枝汤、麻黄附子细辛汤、四逆汤，都能造阳光，以消阴翳。还有另外一种情况就是，沼泽地水湿很难化开，为何呢？因为沼泽低洼，沟渠不通，泥水都混在一起。如果不把沟渠挖好，那这个地方就永远泥泞，水湿泛滥。

古代的大禹，他为什么要治水，因为水患不治好，人们就难于安居乐业，那怎么治水呢？不外乎就是把水道开凿好。所以有句俗话叫做大禹治水，堵不如疏。在人体一定要把三焦膀胱这通道建立起来，使浊阴出下窍。在中药汤方里，用的就是五苓散，或疏凿饮子之类疏通水道的药，给水邪以去路。

这样看来，治水肿，还是一个扶正祛邪、双管齐下的过程。扶正助阳以化气，阳化气足了，阴成形就少，制造阳光出来，就可以消阴翳。祛邪疏通以利水，水道通利后，浊阴能够出下窍，有个外排的通道，水就会渐渐消退。好比田地要挖沟渠一样，不挖沟渠，一场雨水，就会把庄稼淹死了。所以对于水肿患者来说，保持胱肠通利是多么的重要啊！

◇ **参究提示**

1. 水肿如同沼泽湿地，治理起来一是上造阳光，二是下挖沟渠。

2. 造阳光，心肾动力要强，阳化气自然能把水液蒸腾化开。

3. 挖沟渠是消阴翳，因势利导，把多余的水液从下面导出去，这叫水往低处流。

9. 阴实堵道与阳火反弹

《黄帝内经》曰："黄帝曰：积之始生，至其已成，奈何？岐伯曰：积之始生，得寒乃生，厥乃成积也，黄帝曰：其成积奈何？岐伯曰：厥气生足悗，悗生胫寒，胫寒则血脉凝涩，血脉凝涩则寒气上入于肠胃，入于肠胃则膜胀，膜胀膜则肠外之汁沫迫聚不得散，日以成积。"

现在很多女孩子都爱穿裙子。穿裙子，首先是脚踝受寒，循经上扰小腿膝盖也受寒，再往上蔓延，就寒到大腿、子宫、胱肠，子宫、胱肠收缩堵塞，排泄不畅，寒积便秘、子宫瘀血就来了。下面寒堵得厉害，上面的浊火降不下来，就造成了上热下寒的格局，气血得不到很好沟通，百病从此而生。

有个女孩子，23岁，月经量少，到第二天就快没了。

老师一看到她穿着短裙，都为她担心，担心的不是现在的月经量少，而是将来怀不上小孩。

为什么呢？这月经就像泉池里的水一样，水足而且经常保持流通，里面的鱼虾才能安乐地繁衍，水如果少了，断断续续，时而有，时而没有，那这个池里头的鱼虾肯定活不了。这就是为何很多女孩子怀上小孩后，三四个月不到，小孩就停止了发育。一看，她们还居然肆无忌惮地穿裙子，完全不知道无形风冷从脚下往上钻的危害，她们严重低估了寒气的影响。

这女孩子说，我是来治便秘的，咽喉也干燥，容易上火，大便三四天一次，这不是热火上冲吗？跟穿裙子有什么关系。

老师说，不单你的咽炎、多梦、大便不通、月经量少跟穿裙子有关系，连你的掉头发、烦躁、口干渴，都跟穿裙子分不开。

她更是不解。

为何这些症状跟下焦受寒有关系呢？

原来《黄帝内经》早有记载，不单讲了局部受寒的病变，还讲了这种寒气在人体上下传变的途径。俗话说，寒从脚起。这脚部是心脏阳气最难照顾到的地方，而很多女性却让它暴露在外面，肆意受风冷。《黄帝内经》说，诸寒收引，皆属于肾。

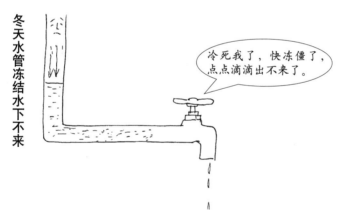

我们看看大冬天，所有管道经寒风一冻，都收缩得紧紧的。这子宫口是管道，输卵管是管道，肠管是管道，脉管也是管道，咽喉管、胆囊管、输尿管，通通都是管道。

寒气从裙子下面往上一钻，首先血脉收引，腿脚容易得静脉曲张，膝盖容易得风冷痹痛，走路沉重。风冷再继续往上灌，子宫口被收缩住了，来月经时，当排瘀血排不了。这风寒一攻到腹部，月经来时必痛经，少腹冷。整个腹部都是肠子盘踞之地，肠子被风冷一冻，本来通畅宽松的肠管，立马拘急收缩。原本大便该大条大条、顺畅地排的，肠管一收缩后，大便变得又细、又干结、又难出。

这样，一个是子宫、尿道口，为寒气收引，尿频尿不净，月经量少，月经排不净。一个是肠道口，经寒气一收缩，就便秘，排便没动力。于是肠道跟子宫都成板结状态，那么水谷精微，这些从上到下的火热之气，原本要从尿道肠道往下排的，突然间不能很快地下去，那么这些火热就会反弹，往上炎，到胃就胃胀反酸，到食道就食道反流，到咽就咽干口苦，到口腔就溃疡上火，到眼睛耳朵，就眼睛干涩、听力障碍。

从阴阳角度来看，这就叫做阴实堵道，则阳火反弹。阳不能入于下面的阴，就上热下寒，下面板结包积得越厉害，上面心烦躁扰得就越厉害。下面阴实一打开，上面阳火就下来。所以不把阳光制造出来，把阴实障道之物气化掉，人就会一直心急火燎。一旦打通下焦壅堵，阳火就下去了。

这就像拿一个乒乓球，往那洞里打，那洞是空的，一丢下去，它就不弹上来了，很顺畅。但是如果把这个乒乓球往水泥地板上一丢，它立马反弹，而且丢得越大力，它反弹得越高。

人体水谷精微浊气，就像一团球，这球应该滚下去，最后从肛门尿道这两个洞排出去的，但这两个洞却排泄不畅，堵住了，所以就会造成浊气反流。就像原本长江黄河水要顺利注入大海，而大海突然涨潮，把水反而灌回长江黄河，这叫作海水倒灌。

这海水是咸的是浊的，江河水是淡的是清的，浊水倒行，导致的结果就是江河水都被咸化了。所以人体下窍不通时，浊气逆行反攻，就会顶到上面清窍来。所以人体的很多火热，其实根源在于下焦虚寒，寒主收引，下焦不通，成板结瘀滞状态，导致浊热想出出不去，所以才会反弹到上焦，使人变得烦躁上火。

这类患者普遍都有这样一个特点，他们不管吃什么都容易上火，常年口腔溃疡、慢性咽炎。试想一下，地面都干硬板结成这样子了，再怎么小力地把乒乓球往下抛，它都会反弹起来。即使吃馒头米饭，下面堵住了，都会反酸嗳气，上火。

那么治理这一切的总开关，便在于膀胱大肠的出水口，这里通畅了，百川之水皆能够得到下注，周身之浊热皆有个出路，上热下寒之症，皆为之解除。

所以不管是口腔溃疡，还是咽炎、烦躁多梦，还是大便秘结、月经量少，还是胃胀胃痛、反酸呕吐，还是牙龈出血，都是一个浊阴上逆、海水倒灌之象，治理之道，无非就是令其浊降清升，通开胱肠。

然后我们看老师怎么治这个女孩子的月经量少、咽干上火、大便不通、烦躁、失眠多梦。

老师没有被这些复杂多样的病症迷惑，还是守住清升浊降之道，于是给患者开了肠三味（火麻仁、鸡矢藤、猪甲）合温胆汤，再加精血三味（熟地黄、当归、肉桂）跟川牛膝。

方药为：

火麻仁 20克	鸡矢藤 30克	猪 甲 10克	枳 实 10克
竹 茹 20克	陈 皮 8克	半 夏 20克	茯 苓 20克
炙甘草 8克	熟地黄 30克	当 归 30克	肉 桂 5克（后下）
川牛膝 10克	3剂		

将近一个月后，这患者再来任之堂复诊时说，我吃了这药，月经量增多了，正常了。咽喉炎、晚上睡觉多梦，现在也好多了。大便一两天一次，恢复正常了。

老师说，要把这个思路总结出来，这月经量少是时代问题，很多人见经少就补血，见经不通就活血，这样针对表面现象见招拆招不容易治好。因为没有看到这月经量少背后的原因是什么，是上热下寒、胱肠不通，不能升清降浊，上下对流。

所以虽然补血，月经量也增加不了，反而上火；虽然活血通经，月经也通不下来。只有把腿脚受寒、子宫肠道收缩的症状解除，恢复正常生理，那些病症才会改善。

医生眼光不能太狭隘，不能被患者所说的各种病症迷惑，病症繁多是小问题，身体是否能清升浊降才是大问题，这大问题不抓，把眼睛放在小问题上，抓眉毛胡子，永远抓不住真正的病根。

所以老师并没有用什么特别的调经之药，只是恢复她上下气机对流，结果让她苦闷的所有症状都改善了。她高兴得逢人就说，同时也愉快地把穿裙子这危害健康的坏毛病改正过来了。

◇ **参究提示**

1. 若浊阴出上窍，则月经下不了。
2. 通降胃肠道，病痛为之消。
3. 气机不协调，补也补不了。先要疏通它，疗效自然高。

10. 盗汗、冲气上逆与阳不入阴

《黄帝内经》曰："阳入之阴则静。"
又曰："冲脉为病，逆气里急。"

我们学《黄帝内经》的目的是什么？

老师说，通经以致用，所有理论，不是用来研究的，而是要实用的。要把里面的实用价值提炼出来，那么学每一句经文，你都受用匪浅。

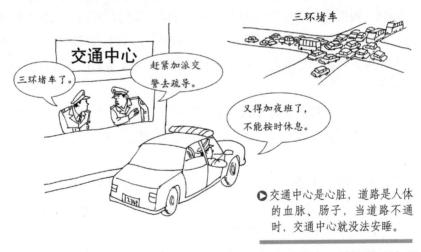

▶ 交通中心是心脏，道路是人体的血脉、肠子，当道路不通时，交通中心就没法安睡。

我们天天讲阴阳，其实天地之间，最大的阴阳是什么，就是白天与黑夜！

这黑白之间相互消长转变就是阴阳之理，所以当你调理疾病在脏腑里面辨阴阳一筹莫展时，不妨跳到天地中去，在更广阔的层面里辨阴阳。

白天该动的让它活动起来，晚上该睡的让它沉睡过去，这样就像《阴符经》上所说的，观天之道，执天之行，尽矣。按照天地自然法则来起居作息，战胜疾病就不在话下了。

有个男患者，37岁，晚上盗汗多年，以前天天睡醒后，要换一件衣服，整个背部都湿透了。有时半夜起来睡不着，烦躁难安，长期这样，精神疲惫不堪。

中医认为，汗为心之液，长期流汗就等于伤心血。他这汗症，按盗汗治过，用滋阴之法效果不明显；也按自汗治过，用玉屏风散巩固表气也收效甚微。这该怎么办呢？

老师一摸脉说，双寸脉都亢得这么厉害，治这汗症不应该局限在阴虚阳虚上，要跳出这个框框，先让气血沉下去，令阳能入阴，能睡个好觉再说。

然后老师给他开肠六味（火麻仁、猪甲、艾叶、苦参、红藤、鸡矢藤）加桑叶20克、竹茹30克、穿破石40克、泽泻20克、柴胡10克、黄芩15克、半夏20克、红参20克、蜈蚣2条。3剂。

经过一番调理，多年的汗症消退了，这患者也觉得不可思议。后来他又来看前列腺、尿频急，这汗症已经不再成为他关注的问题了。

老师对大家说，我们治疗没有用滋阴的药，也没有怎么去止他的汗。所谓自汗是阳虚，盗汗是阴虚，这种说法并不全面。我们发现临床上很多汗症都是表气不能入里，阳气不能入阴所致。所以我们用通肠降浊法，令上半身阳热能够下归肠腑，随着浊阴排出去，这样气机一顺，晚上睡觉就好了，睡眠一好，能收得住，汗就不往外跑了。

你们去参参为何这个汗会往外越。学生们说，这脉象是上越的。

老师说，你们再想想，脉象为什么会上越？这浊火为何会反弹？阳为什么入不了阴？

原来下面肠道堵得严严实实，该下去时下不了，因此反弹上来，就像漏斗下口堵住了，倒进水下不去就溢出来。人体周身之热都要从肠道这条管道往下降，这条管道就是漏斗的下口，肠道一堵住，下口不通，浊火不降，势必反弹。

反弹到心肺则烦，反弹到胃则胀，反弹到胁肋则痛，反弹到肌表则蒸津液以为汗，所以各类病症千奇百怪，看似难调，不知从何入手，只要抓住这条肠子管道，使热下行，四维的浊热就都下来了。

这样睡觉也好了，夜尿也少了，盗汗也消失了，真是满架葡萄一根藤啊！

冲脉在循行中并于足少阴，隶属于阳明。通降胃阳明与通降冲脉是一致的。

人体中间的冲脉，如同洗手盆中间那条下水管道，当活塞堵住时，众水都不能下行。一旦把这活塞拉开，所有水都被收下去了，上面所有阳都能入到下面阴去。所以方中用竹茹主要起到了降冲脉的作用。

治病要抓主干，领悟医道要领悟医中大道，不要拘泥于细枝末梢。从天地阴阳入手，上半身胸部为阳，下半身腹部为阴，胸阳不入腹阴，必外迫津液为汗，扰心为烦，一旦通腑降浊，导阳入阴，诸症自愈。

◇ **参究提示**

1.《黄帝内经》曰："因于气，为肿，四维相代，阳气乃竭。"

2. 气机堵塞如交通事故，局部会出现连环撞车事件，一个点出现问题，会影响整条线的交通，所以不把局部气肿瘀滞通开，整个交通指挥中枢都会烦乱。对于人体而言，不把瘀滞通开，心脏这个指挥中枢就没法静下来。

3. 只有瘀滞通开之后，才会脉静身凉，阳入于阴。

11. 援物比类与中医

《黄帝内经》曰："诸病水液，澄澈清冷，皆属于寒。"

老师说，流鼻涕、流口水，以及流白带，或小便清长，只要是色清而白，都是身体阳气不振，不能气化所致。但观其上下，哪个脏腑阳气不够，随证治之，即可。

老师叫大家去思考，为何水清澈，就属于寒呢？并提示让大家把眼光投向大自然去开阔思路。

我们不禁想起《滕王阁序》中的诗句来："时维九月，序属三秋，潦水尽而寒潭清，烟光凝而暮山紫。"

这句诗描写的是，时越清秋，整个潭水清冷透底的情景。从这个潭水之象，我们能想到大自然已经进入秋收冬藏之季。《黄帝内经》认为，春温、夏热、秋凉、冬寒，这种一年四季的变化跟养生、疾病密切相关。

为什么秋天的水会变得更清冷透明呢？因为整个天地自然将进入寒凉收藏状态。为什么夏天的洪水相当浑浊色黄呢？因为它进入的是一种温热升发状态。所以善于观察自然的人，必善于领悟医理。

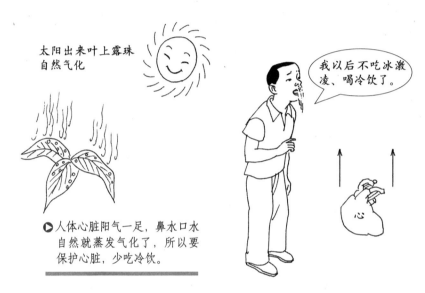

太阳出来叶上露珠
自然气化

▶ 人体心脏阳气一足，鼻水口水自然就蒸发气化了，所以要保护心脏，少吃冷饮。

我以后不吃冰激凌、喝冷饮了。

心

从大自然中看到春夏热、江河水黄，就可以想到流脓鼻涕、吐黄痰乃胸肺中有伏热，身体处于春夏温热状态。用清气化痰丸这些顺气降火之剂，使身体处于秋冬清凉收降状态，痰浊下去，身体自安。

从大自然中看到秋冬冷、寒潭水清，就可以想到流清鼻涕、吐清痰明显是胸肺寒凉，身体处于秋冬寒凉状态。用理中汤或桂枝汤这些温中散寒剂，使身体处于春夏温暖升发之状态，寒痰自消，身体得安。

正好这段时间进入秋季，很多小孩子本身阳气不够，又感了寒凉，结果流清鼻涕、流口水。有个小孩子不到10岁，经常流口水，流鼻涕，色纯清。

他母亲说，孩子吃不了太苦的药，能不能搞些好喝的？

老师说，这个要求可以满足你，我们就给他熬糖浆吧。

于是便开方：

桂　枝 10克	白　芍 20克	生　姜 15克	大　枣 5枚
炙甘草 8克	山　药 10克	芡　实 10克	炒薏仁 15克
白莲子 10克	蜂　蜜 100毫升	1剂	

一剂熬成糖浆分三天喝。

患者一喝完药后，流鼻涕、流口水症状明显减轻，并且家长反映，这药孩子也爱喝，又过来希望再给他熬些糖浆，说这糖浆喝了娃子胃口也开了些。

我们一看，是啊，这汤方既能够治寒饮，鼻涕口水，也可以开胃纳食，增强食欲，提高抵抗力。

老师叫大家去参，小孩病为什么要以强大脾胃功能为治疗捷径呢？为何身体有寒痰留饮，要选用桂枝汤呢？

原来小孩子肝常有余，脾常不足，既容易外受风寒，也容易内伤食滞。《黄帝内经》认为，四季脾旺不受邪。脾脏功能不强，稍微喂养不当，食欲就减退，食欲一减退，抵抗力就全线下降，所以不管治外感还是内伤，都要紧紧守住脾。这就是方中用到脾三药（山药、芡实、炒薏仁）的道理。

那为何治疗上焦有寒痰留饮要选用桂枝汤呢？桂枝汤不是解肌和营卫、治伤风感冒的吗？如果这样想的话，那说明中医还没有入门。桂枝汤是《伤寒论》的群方之首，《伤寒论》不单治外邪感冒，而且还能治各种内伤杂病脏腑积冷，通过六经把寒气层层逼出去。

我们来看桂枝汤，古人称此方外证得之解肌和营卫，内证得之化气和阴阳。外伤风冷它可以调和营卫，达邪出表；内伤寒饮，久积不化，可以助阳化气，炼寒饮津水为雾，使上焦开发，能宣五谷味，熏肤充身泽毛，若雾露之溉。

所以从这个角度看来，桂枝汤绝对是那些冰美人的美容方。

而人体上焦应该如雾，鼻子出水，口中出水，这已经不是雾了，而是水珠，大家想想，什么时候，天地间最容易形成水珠呢？没错，就是晚上，特别是经过一个夜晚后，在清晨到河边一看，哇，整片草地都有露珠，晶莹剔透的。这就像人体清晨老爱流清鼻涕，晚上老容易流口水，那水也是晶莹剔透的。

想明白这个道理，估计大家就能知道这流口水流清鼻涕的成因了。

答案就是阴成形。晚上阴寒太过，才会凝成霜露，秋天冬天阴冷太厉害，才会降霜飘雪。这清鼻涕、口水，就像霜雪一样，一滴一滴降下来，怎么也擦不完，就像秋冬天一样，想让它不下雪下霜可能吗？

既然不可能又该怎么办？

我们让它大地回春、冰雪融化不就行了？让它春暖花开，水珠气化。再去观察大自然，原来太阳一出来，不到一个小时，所有河边草叶上的露珠，通通被蒸发，升腾到天空中去了。再也看不到这些露水了，露水只属于晚上，不属于白天，因为白天有太阳，太阳能够气化。

所以我们治疗的宗旨，无非是让患者身体的秋冬状态、黑夜状态、阴成形状态，转变为白天状态、春夏状态、阳化气状态。治疗的方向就是加强身体心脏的功能，心脏就是人身之太阳，源源不断向周身上下内外布散阳气。心阳一旦衰弱，则阴寒四起，心阳一旦振奋，则阴霾自散。

而桂枝汤正是强大心脏第一方。

所以说，懂得观察白天黑夜、四时季节变化，感受寒凉温热，就能找到得病的根源，然后善用这种援物比类之法，便可以旁通取象之理，从大自然中悟得调养身体之道。

◈ **参究提示**

1. 阳化气，阴成形。让身体恢复正常生理，就是传统中医的思维。
2. 雾与霜雪都是阴成形的产物，是因为身体阳化气不够。
3. 加强阳化气的功能，一切冰消雪融，水液自然蒸化。

第二章

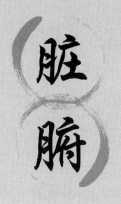

脏腑

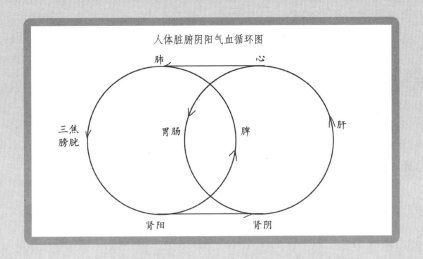

人体脏腑阴阳气血循环图

若五脏元真通畅，人即安和。
脏腑之真得养，脏腑之性得顺，
其病不治自愈！

脏腑就像一个国家政府的主要部门，一座建筑的主体结构，一个家庭的主要成员，一棵树的根节主干。

身体的任何问题，最终都可以寻根到脏腑中去。

很多疾病之所以难治，是因为没有回归到脏腑中去调。

良相治国，胸中要有天下。不谋天下者，不足以谋一域。

良医治病，胸中要有脏腑。不谋脏腑整体者，不足以治疾病局部。

五脏之中，心就像国家的领导，整个国家能时刻有秩序地运行，需要国家元首来主持大局。

肝是将军武将，是国防部长，当内部有病理产物敌人停留时，它立马就会去拨乱反正。

肺像文臣宰相，总理内务，一呼一吸，兢兢业业，节制百官，协调上下。

脾是粮食部长，粮草乃周身百脉所需，国家的建设，要以物质的富裕为基础。

肾如同水利部长，有水的地方，才有万物，水利不兴，农业不稳。

……

以阴阳分脏腑，脏腑的总治法是"脏邪还腑，阴病出阳"。

让五脏吃饱饭，六腑能降浊排泄，是调脏腑的主旋律，也是人体推陈出新的自然。中医自始至终，是在演奏一首调理脏腑的主题曲。

12. 肺金若钟，内外叩之皆鸣

《黄帝内经》曰："五脏六腑皆令人咳，非独肺也……皮毛者，肺之合也，皮毛先受邪气，邪气以从其合也。其寒饮食入胃，从肺脉上至于肺，则肺寒，肺寒则外内合邪，因而客之，则为肺咳。"

《医学心悟》曰："肺体属金，譬若钟然，钟非叩不鸣，风寒暑湿燥火六淫之邪，自外击之则鸣；劳欲、情志、饮食、炙煿之火，自内攻之则亦鸣。"

有个小娃子，6岁，他妈妈带他过来。这娃子每个月都要感冒咳嗽，身体不舒服，一打起吊瓶来，就要拖个十天半个月，这个月刚好，下个月又来了。这次特别来看看中医，瞧瞧有什么招儿。

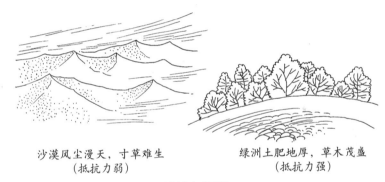

沙漠风尘漫天，寸草难生　　　　　绿洲土肥地厚，草木茂盛
（抵抗力弱）　　　　　　　　　　（抵抗力强）

沙漠与绿洲
（脾胃土壤为万物生化之根）

老师说，胃口咋样？

他妈妈回答说，不咋地。

老师叫孩子伸出舌头，明显舌苔白腻，便问，平时给他吃水果不？

他妈妈回答说，吃啊。

老师说，以后不要给他吃凉的东西了。很多大人都消化不好，一个娃子吃了，胃凉清清的，这咳嗽怎么好得了。

孩子的妈妈又问，为何孩子每个月都要感冒咳嗽，是不是有肺炎啊？

老师说，五脏六腑皆令人咳，非独肺也。咳嗽初病在肺，久病是因为脾胃中气不足，脾胃中气不足，是因为凉的吃多了，伤了中焦。这肺就像一口钟，外感六淫袭击它会响，内伤五脏失调袭击它也会响。

然后老师给娃子开了理中汤（红参、炒白术、干姜、炙甘草）加味，并没有特别去治他的肺。土能生金，虚土没法养肺金，所以肺虚子弱则补其脾母。

《黄帝内经》叫做"必伏其所主，而先其所因"。我们不看肺咳嗽，而看是谁让肺咳嗽的，我们关注的不是疾病的现象，而是透过现象去治疗疾病的本质。中医就像哲学那样有趣，没有刨根问底的精神，不容易见病知源，不能见病知源，就难以治病求本。

结果，孩子吃第一剂药就见效，胃口大开，食欲振，胸中气顺，咳嗽消。

老师叫大家去参究，为何小孩子生病，一要问是不是外感病，二要问是不是内伤饮食？（这就是小孩常见病要注意慎风寒、节饮食的道理。）为何"形寒饮冷则伤肺"？为何伤了肺过后，不单纯从肺治疗？那要从哪些脏腑进行治疗？舌苔白腻又反映了什么问题？什么叫做土能生金？为何《黄帝内经》说"四季脾旺不受邪"？

大自然中土壤肥沃的地方，树木长得郁郁葱葱，根深蒂固，土壤贫瘠之处，草木难生，荒凉，尘沙满天。大地要不受风雨侵凌，需要土肥草木旺，人体要不受风寒暑湿得病，需要脾土健旺，肌表固密，脾土就能滋养肌表，就像肥沃的土壤能生长茂密的森林一样。

◇ 参究提示

1. 肺咳与五脏相关。

2. 土能生金，脾胃虚弱，所以久咳不愈。

3. 四季脾旺不受邪，养好脾胃是所有慢性病最终收功之法。

4. 脾胃乃气血生化之源。脾胃气足，百病不生，脾胃一虚，百病丛生。

13. 从风吹云、阳光照、天降雨看心肺痰喘

《黄帝内经》曰："诸气膹郁，皆属于肺。"
《医学衷中参西录》曰："心有病，可以累肺作喘。"
《伤寒论》曰："喘家，作桂枝汤加厚朴杏子佳。"

十堰当地的一个老阿婆是任之堂的老病号了，每年秋冬季都容易发咳喘，她就喜欢来抓几剂中药喝，顺顺气，就好得快。如果不喝中药，就喘得久。

她这个喘有个特点，就是晚上厉害一些。俗话说，热咳三焦火，夜咳肺间寒。晚上厉害都是肺间有寒饮。

老师说，肺间寒饮背后是什么？是心脏阳气不够，心阳虚，这心脏有病，老年人最容易见到胸满、咳喘。因为肺金最需要心火去暖它，一旦心火不足，不能够暖肺体之金，肺就容易作咳作喘。

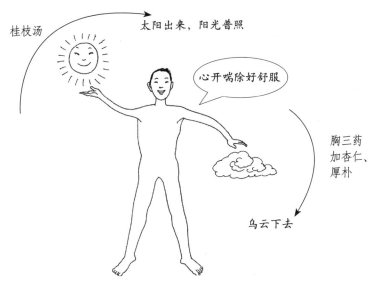

上观天，你会发现冬天或者阴云密布时，咳喘的老人家发作得就厉害，或者风湿痹证就会频频加重。中医的治法思路是法天象地的，人之有心，如天之

有太阳，人之有肺，如天之有云彩。当乌云密布、遮天蔽日时，整个大地都显阳气不够。

所以我们治疗上，必须从三方面入手。

一是要制造气机，制造一阵风。可用一些疏风理气的药，《黄帝内经》称之为，若风之吹云，明乎若见苍天。乌云盖顶，得风来吹散，就见朗朗青天。痰浊蒙在肺部，只有行气疏风后才能够拨去乌云得见天日。常选用行气疏风的药对有胸三药（枳壳、桔梗、木香）或柴胡、黄芩、半夏。

二是要制造阳光，阳光照不到的地方就容易生病，肺部阳气不足，就会成为疾病的温床。但肺部的阳气必须要靠心输送，心为五脏六腑阳气之大主。所以选桂枝汤。

三是要把阴浊通过降雨肃降下去，这是古人所说的"譬如阴晦，非雨不晴"的道理。厚朴、杏子这组对药能使胸肺痰气往下走，气降雨下，乌云就没了。

然后老师就给她开桂枝汤加厚朴、杏子再加胸三药。3剂药吃完，就基本不喘了，晚上能够睡个好觉，胸中胀闷的感觉都没有了。

老师叫大家回去参究，这桂枝加厚朴杏子汤，为何能够治喘？我们加入胸三药道理何在？

原来桂枝汤能直接强大心脏，厚朴、杏子能降胸腑之气，气顺则喘平。而枳壳、桔梗、木香，这胸三药可以直接展布胸肺气机，凡患者胸中满闷气阻者，老师直接加入此三药，符合《黄帝内经》所说的"诸气膹郁，皆属于肺"的道理。

◇ **参究提示**

1. 肺病常要治心。

2. 肺受寒则咳喘。

3. 散肺寒要靠心火去暖它。

4. 制阳光，消阴翳。桂枝汤是制阳光，厚朴、杏子这组药对是消阴翳。

5. 胸三药令大气一转。

14. 大地温暖靠太阳，胃肠蠕动赖心脏

《医学衷中参西录》曰："心肺居临其上，正当太阳部位，其阳气宣通，若日丽中天，暖光下照。而胃中所纳水谷，实借其阳气宣通之力，以运化精微而生气血，传送渣滓而为二便。"

古人云："火能生土。"

老师老家有个亲戚，吃饭不香，老是打嗝反酸，胃气降不下来，平时又不能吃凉的，这明显是胃动力减退。

老师说，胃的动力来自哪里，你们好好参究一下。一个来自心，一个来自脾。脾升胃降，脏腑相为表里。心火能够下暖胃土，助胃腐熟顺降。

然后老师就给这亲戚出了个招，非常简便验廉——直接拿火砖放在火上烧红，用这火砖再煮水来熬一段竹子，喝此汤。患者一喝就好了，胃口也开了，反酸打嗝也下去了。

老师说，这火砖就相当于伏龙肝灶心土，当然如果能找到灶心土最好。这灶心土本身属土，性温能燥脾温胃，又常年得火气的熏烤，一进入人体内，就直接把心火脾阳温镇起来，这样心火动则胃纳开，脾阳运则胃气降。

我们再看《医间道》"人体脏腑阴阳气血循环图"中的两个轮子，明显心从轮上把火布入胃土中，就如同太阳光照当空，把温暖徐徐向大地敷布，大地得热气，生机勃勃，人体胃得到心火的温暖，动力大增，就能纳谷消化食物，直接往下降浊，推动渣滓排出而为二便。

老师说，这竹茹配伏龙肝，一寒一热，一降一升，你只要把这道理搞清楚，天地万物都可以随时为你所用。

如果不在农村该怎么办？这些东西都不容易搞，那也简单。

同样有患者也是胃纳不香，背心凉，食欲不振，吃了消食开胃的山楂，反而不舒服。

老师说，这不是胃的问题，胃实证用山楂消消可以，但胃虚寒，就不要局限在胃上治，要想到心才是胃幕后的动力支撑。你看年轻人心脏动力强，吃东西容易消化，胃口大。老年人心脏功能衰退，容易得各类心脏病，一吃东西就

搁在胃里，消化不了，这是心火不能暖胃土的缘故。你们想一想，有哪味药能够把心火向胃土敷布呢？

大家一下子都想到了肉桂。

老师说，没错。然后就叫患者去买几片桂皮，要买那种上好的桂皮，因为上好的桂皮，吃在嘴里，那种粗浊的辣味就少，反而是一种暖洋洋的感觉。吃下去就感觉一股热量能量从上往下去，令人很舒服。

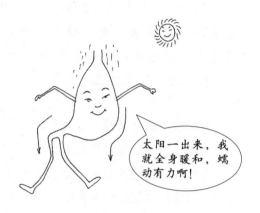

太阳一出来，我就全身暖和，蠕动有力啊！

这患者就每天嚼点这桂皮，吃了几天后，食欲就开了，背心也没那么凉了。

这就是日常生活中随手可取的东西，都可以为药，都可以成为解疾救病的良方。

老师说，学中医不能学死，要学活，没有固定的死规矩可套，同一个病，治法思路可以多种多样。不是说去牛头山就非得坐29路公交车，我打的行不行啊，自己开车行不行啊，甚至有毅力、脚力，走路步行去行不行啊。只要你知道怎么走，就不用拘泥于去的方式，只要你知道脏腑怎么升降制化，就不必拘泥于一方一药，甚至你用针刺艾灸、推拿按摩、刮痧拔罐，一样可以把问题解决了。

◇ **参究提示**

1. 胃病的人要多晒太阳，天火可以暖胃土，因为胃是阳土。
2. 脾病的人可以多吃柴火煮的菜，地火可以温脾土，因为脾是阴土。
3. 养脾胃可以通过饮食、爬山运动、晒太阳等方式。
4. 胃的动力来源于心脏。

15. 九窍不利建中气

《黄帝内经》曰："壮火食气。"
又曰："头痛耳鸣，九窍不利，肠胃之所生也。"

有个小伙子，15岁，半年多来，早上打喷嚏，一打就没完没了，头也晕，脑袋不清醒，脾气大。

他父母问，是不是鼻炎？老打喷嚏，怎么回事？

老师说，他中气不足。

他父母又问，怎么会中气不足？

老师说，壮火食气，平时吃的东西要清淡些，这样脾气就会好一些，脾气大的人，大都中气容易亏虚。

就像种树一样。同样一个盆，你种上大树，土就显得不够，对树的生长不利，多大的盆就要配多大的树木。对人来说，脾气太大了，肝木克土太厉害，脾虚了，土壤不够用，这病就多了。

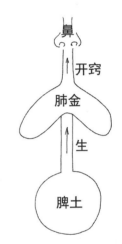

脾土生肺金，肺开窍于鼻

然后老师就给他开了补中益气汤加鼻三药（苍耳子、辛夷花、通草）：

黄 芪 30克	白 术 15克	陈 皮 8克	升 麻 5克
柴 胡 5克	红 参 20克	炙甘草 8克	当 归 15克
苍耳子 15克	辛夷花 15克	通 草 8克	3剂

小伙子吃完3剂药后，回来反映说，早上打喷嚏好多了。

老师说，当然了，中气一足，邪气就不再犯他。然后老师叫大家去参，为何我们治一个鼻子打喷嚏，要用补中益气汤？

原来早晨起来后，阳气升不起来，这风寒邪气就趁机想进入体内，身体要抵抗，就会鼓动正气往外打喷嚏，不让邪气进来。

这时我们用补中益气汤就是顺其性，把中气提起来，自然能够抗邪。配上鼻三药，一下子就把邪气从中焦打到上焦，再把邪气打出鼻子外去。这就是中医常说的土能生金、肺主皮毛、开窍于鼻的道理。

初病通常在肺鼻，但抵抗力不足，久打喷嚏不愈，问题便在脾胃。把脾胃中气建立起来，四肢百骸，五脏九窍，都能禀水谷气，化源充足，邪气不能干扰。

◈ **参究提示**

1. 五气入鼻，藏于心肺，上使五色修明，音声能彰。
2. 九窍不利，肠胃之所生也，故九窍不利建中气，中气建立喷嚏愈。
3. 培土生金，虚则补其母，肺病要治脾。
4. 肺主皮毛，开窍于鼻。皮毛孔窍是"小鼻子"，鼻子是大孔窍。皮毛受寒，鼻子打喷嚏。鼻子不通气，皮毛容易生病。

16. 从放风筝看肺胃上逆呕吐咽痒

《金匮要略》曰："诸呕吐，谷不得下者，小半夏汤主之。"
《圣济总录》曰："呕吐者，胃气上而不下也。"

呕吐、咽痒，治非独在肺胃，既要降上焦逆气，也要顺中焦郁结，同时下焦还要收得住。这样上中下通治，病根得除。

十堰当地有个患者，女，48岁，是任之堂的老病号了。因为天气转凉，感冒七天未愈，喉咙沙哑、痒，老觉有东西堵在那里。同时伴随着呕吐，本身吃饭就没胃口，吃完后就吐，赶紧过来开中药调理。

老师一摸脉后说，双关脉郁，肺胃胆气机都不降，诸呕吐不止，用什么汤方最好呢？《金匮要略》中有个小半夏汤，半夏配生姜，降逆止呕良。

于是老师便开方：

半　夏 30克	生　姜 15克	枳　实 15克	竹　茹 15克
香　附 10克	木　香 10克	附　子 10克	龙　骨 20克
牡　蛎 20克	生甘草 8克	凤凰衣 20克	3剂

患者吃完 3 剂药后，过来复诊说，吃完药后，感冒呕吐都好了，咽也不痒了，来这里是感谢医生的。

老师说，胃气不降，生姜配半夏是经典药对，堪称治肺胃不降最佳拍档。半夏能和胃降逆，生姜为止呕圣药。这两味药对于痰饮内阻，胃寒呕吐、咳嗽，效果都非常不错。

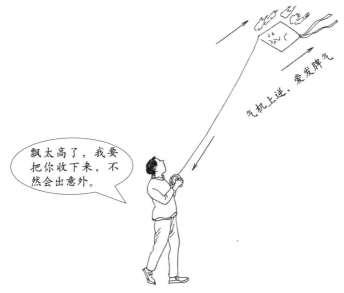

少发脾气少想事，虚火上亢好得快

为何我们还要加些木香、香附这些顺气的药，还有附子、龙骨、牡蛎这些往下面收的药呢？

原来上焦的呕吐不单要降逆止呕，还要看中焦气机通不通，如果中焦气机不通，上面强降是降不下来的。老师喜欢用香附、木香分走左右路，把中焦郁脉之结解开，上面就能够更好地降下来。

老师还说，像这类中老年妇人，脾气钢得很，生病往往跟吵架、发脾气分不开。我们要善用香类药，香类药大都能够顺气，这比单纯降逆止呕效果还强。

因为半夏生姜只能降消化系统食道、胃的逆气，而香附、木香可以顺肝脾，解情志之郁结。这情志之逆气，往往比饮食阻在中焦的逆气更难调。所以我们要情志饮食两手抓。既降食气也顺肝气，边降边顺，这气就平了。

那为何又要用附子、龙骨、牡蛎加凤凰衣呢？

这可是一个草医郎中教给老师针对感冒咳嗽咽痒久治不愈的妙招，有时还可以加川牛膝。这咳嗽、呕吐、咽痒都是往上面冲的病，就像风筝往高处飞，如果下面收不住，它就越飞越厉害。

很多中老年人下焦元气不足，常常表现为上焦病变，上焦虚亢，比如咽痛、牙肿、目赤、声哑、呕逆、咳嗽等症。

这些症状看似五花八门，层出不穷，如果都属于下焦元气不足，吸纳收降力不够，这附子、龙骨、牡蛎三味药一上去，上述症状立即为之减轻。所以患者服用过后，身心轻安，咽部爽快，呕吐得除。

可见我们治一个呕吐咽炎，也是在恢复气机从上往下顺降的性。上中下通降，是治疗关郁上越脉的大法。

◇ **参究提示**

1. 虚亢上越，如同风筝往天空上冲，这时需要一个向下收的力。

2. 气机一往下收，牙痛、目赤、声嘶、咽痒、咳嗽都可以同时好。

3. 可以用附子、龙骨、牡蛎、川牛膝等药，也可以采用跺脚的方法引气下行。

4. 少想事、少发脾气好得快。

17. 升清降浊调脾胃

《病因赋》曰："嗳气皆由于痰火，咽酸尽为乎食停。"

又曰："痞满，脾倦积湿而成，呃逆者，胃气之不顺。"

叶天士曰："脾宜升则健，胃宜降则和。"

有个患者，女，65岁，口苦反酸，胃口不开，疲倦乏力，有十余天。

她问老师，这是怎么回事？

老师说，脾胃不好。

老人家点了点头说，是啊，我这脾胃常年都不太好，稍微吃多一点就饱胀、嗳气，吃冷的东西也不舒服。

老师说，那就吃少点吧，老年人要养好脾胃，好吃不多吃。

然后给患者开了理中汤加黄连。方药为：

红 参 20克	炒白术 20克	干 姜 10克	炙甘草 8克
黄 连 5克	3剂		

调理脾胃病，调养跟用药须并行，三分治，七分养。那服药后怎么养呢？《张氏医通》上提到七分养的医嘱，非常值得推广。

"服药后，忌言语一二时，戒酒面生冷，薄滋味以养胃气，稍食美食以助药力。更宜小役形体，使胃气与药转运升发。慎勿大劳，以伤脾胃升发之气。"

这是说服药后一两个小时内都要少说话，因为言多伤中气，影响药力。为何还要小役形体呢？这招也很高明，小役是小劳小动，帮助脾胃把气血药力运化开来。俗话说，大动不如小动，小动不如微动。脾胃有病，四肢不动不行，动得太厉害也不行，要像春风拂柳那样，小动微动，好比练太极拳。

患者吃完第一剂药就见效，反酸口苦基本就消除了，胃口也开了些。

第二次来复诊时，口中偶尔还会有些反酸，睡醒后有点口苦，但人有劲些了。

老师就在原方中加吴茱萸5克、枳实10克，目的是加强降浊阴的力量。

患者吃完药后，胃与食道的不舒服、饱胀感就没有了。

我们来看，这白术跟枳实就是一组升脾降胃的妙对，堪称脾胃升清降浊最佳拍档。一个健运脾气，一个通降胃肠，使升降如常，纳食变香，体质复强。

所以凡是患者中焦痞胀，上下不通，老师总会配伍这组药对。而张仲景《金匮要略》中也把枳实、白术配在一起，叫枳术汤，一升一降，治疗"心下坚，大如盘，边如旋盘，水饮所作"。

老师说，中焦脾胃经常要放在一起来谈，脾主升清，胃主降浊。老师让大家回去参参，为何患者反酸口苦？为何苦为火之味？为何反酸我们不轻易用中和胃酸的药？四肢疲倦乏力，我们为何要从中焦脾治？倦怠嗜卧为何要用白术？

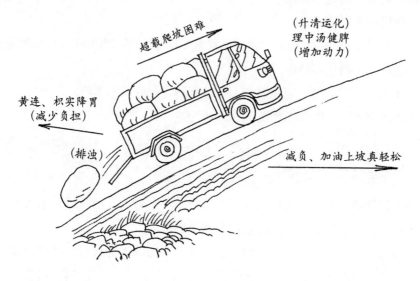

◇ **参究提示**

1. 脾主运化，胃主收纳。
2. 脾宜升则健，胃宜降则和。
3. 降胃则嗳气酸水口苦消，健脾则胃口精神好。
4. 咽酸尽为食停。
5. 脾主四肢。

18. 从幼苗最怕倒春寒看小孩食积脾虚

《黄帝内经》曰："邪之所凑，其气必虚。"
许叔微曰："留而不去，其病为实。"

有个美国的小娃子，来任之堂看病，他爸妈带他过来。

这小娃子不到 10 岁，额头上却起青筋，胃口不好，没有小孩子应有的朝气。

他妈妈问，这是怎么回事？

老师便反问她，你们小娃子在那边，是不是常吃生冷凉的东西啊？

他妈妈说，对啊对啊，即使喝饮料，也是从冰箱里拿出来的，都是冰水，每天都会喝。

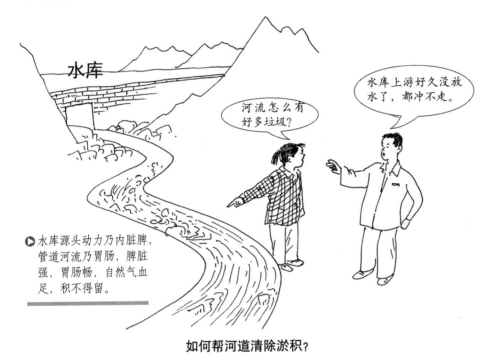

水库源头动力乃内脏脾，管道河流乃胃肠，脾脏强，胃肠畅，自然气血足，积不得留。

如何帮河道清除淤积？

老师摇摇头说，这还得了，霜雪容易残害弱苗，春天的庄稼最怕倒春寒，正发育富有朝气的小娃子，最怕生冷寒凉。你看喝到额上都没有红润之气，都长青筋了。这生冷的东西，不能再吃下去了。

他妈妈无奈地说，没办法啊，在学校里想要喝水，也是从冰箱里拿出来的。

老师说，那你也要放热了再来喝。

他妈妈又问，为何小娃子容易感冒，没胃口？

老师说，这娃子脾胃吃伤了，所以容易招外邪，他里面脏腑元气都不够，就不会分出阳气来固护肌表。再加上长期吃生冷，肠道里面积滞必不少。你看，他手心是热烫的，舌尖也红，说明里面有积热发不出来，通不下去。

然后老师就给他开四君子汤合开胃三药（木香、山楂、鸡矢藤），加上柴胡、黄芩、罗汉果。

小娃子一吃完药后，他妈妈又带他回来复诊，说过几天就要回美国了。

老师问，吃了药觉得怎么样？

他妈妈说，以前都没见他吃那么多，现在吃完药后，胃口大开，饭量增加了。而且这药也不难喝，小孩子吃了后，还觉得挺舒服的。

老师说，行，就这样吧，让他保持下去，身体就不碍事了。

老师随后问大家，为何小孩病要调肝脾？为何古人常说，万病不治，必寻到脾胃中去，才有可治之机？

为何这个患者容易招风感寒？为何他长期食纳差，胃口不开？我们又该怎么调呢？

为何给小孩子开药，如果孩子不喜爱中药的味道，要加上点山楂或罗汉果？

原来小孩有个特殊的体质，叫做"肝常有余，脾常不足"，有余当疏泄，不足当培补。所以常用柴胡疏肝气，黄芩泻胆热，用四君子汤直接补中土脾脏，使化源充足，这样正气存内，外邪就不容易干扰了。这是扶其正以治本，俗话说，门内有君子，小人就待不住了。有四君子汤护住内脏脾胃，邪风之气就不敢来干扰了。

但患者长期吃生冷，肠道有积滞，没有化开的话，纳食就不香，这时老师就用开胃三药，木香、山楂、鸡矢藤，把这些肠道中的食积一化开，纳食就香喷喷的。所以整体的治疗思路就是用柴胡、黄芩、四君子汤升肝脾，用开胃三药加罗汉果降胆胃。这样虚能够得补，食积能够得化，病便得除。

至于加上山楂或罗汉果，可以改善口味，也可以增加胃口。这点也很重要，平时很少喝中药的小娃子，为了让他第一印象对中医不排斥，首先要考虑汤药的味道，因为你得让他喝得进去，治疗才能起作用啊！

而且这山楂还能够消积化滞。我们看那些泡过山楂水的杯子，原本杯壁有污垢的，居然可以变得洁净起来。这表明，酸味的中药有一定软坚散结、消积化滞的功效。小孩子如果有积滞，常加入山楂、鸡矢藤，或乌梅、白芍、陈皮，可以帮肠道洗个澡。

老师又说，你们回去想想，为何人体瘀浊会停留？仅仅通过疏通血脉肠道，能不能够把瘀浊搬走呢？

真正把瘀浊搬走，靠的还是内脏的动力，人体的正气，肝脾强大，胆胃才不容易留浊。

你们去自然中看看，河流水充足，河底就不容易沉淀垃圾，河流水变少，动力不足，流速变缓，垃圾就冲不走，所以在治理上，是去减垃圾，还是去加大水力呢？

我们两手都要抓，强大内脏以增强气血源头动力，通降六腑以增强身体排浊功能。这就是为何要脏腑同治的道理。

◇ **参究提示**

1. 脾与胃相表里。

2. 脾宜升则健，胃宜降则和。

3. 人体体虚，瘀浊会停留，这叫因虚致瘀，元气推动力不够。这种积滞不能单纯靠消积，要加强元气推动力。

19. 打呼噜与胃中痰湿

《黄帝内经》曰："不得卧而息有音者，是阳明之逆也，足三阳者下行，今逆而上行，故息有音也。阳明者，胃脉也，胃者，六腑之海，其气亦下行。阳明逆，不得从其道，故不得卧也。《下经》曰：胃不和，则卧不安。此之谓也。"

现在打呼噜的人日渐增多，有些症状严重的晚上可以见呼吸暂停。

有对夫妻过来看病，妻子说丈夫，他晚上睡觉呼吸突然停住，吓死我了，后来习以为常，也就不当回事了。

老师说，这呼噜的问题可大可小。它的实质是痰湿阻在呼吸道中，如果长期痰湿不降，阻闭了心脑，问题就大了。现在很多中老年人发生中风，出现脑血管意外，跟痰浊阻闭清窍是分不开的。这样的人长期呼吸气急，脸上一团浊气，讲话声音粗浊重，脉摸上去也是郁滑大的。

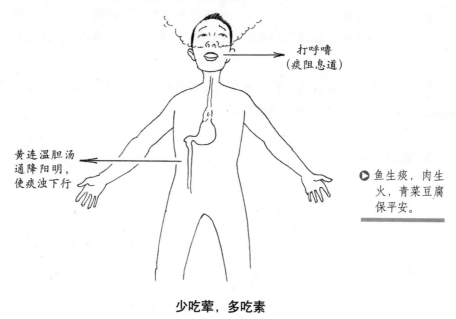

打呼噜
（痰阻息道）

黄连温胆汤
通降阳明，
使痰浊下行

▶ 鱼生痰，肉生火，青菜豆腐保平安。

少吃荤，多吃素

患者问，那该怎么办呢？

老师说，很简单，痰浊上攻于清窍，才会出现呼吸气粗打呼噜，让浊阴往下排，气就清了。

老师给他开黄连温胆汤加龙骨、牡蛎、香附、郁金。3剂。

吃完药后，他们又过来复诊。男的说，晚上睡觉有改善了，咽喉中的痰少了，晚上打呼噜明显没那么厉害了。

两人问，这个打呼噜、呼吸气粗，能不能根治啊？

老师对男的说，根治在你，你以后要少吃鱼、少吃肉。

他问，这是为什么呢？

老师说，你是痰湿体质，以后容易得脑梗。你们看，那些杀鱼的，手一摸过那鱼，整个手都黏滑黏滑的；你们再看那些肉冻鱼冻，性状也是黏腻的。在你身体阳气足的时候吃这些可以气化开，当阳气一旦不足，这些东西吃下去通通都变成垃圾堵在那里。所以你们应酬多吃肉多的人，不是在补充能量，而是在增加身体痰湿，消耗人体阳气。

然后老师叫大家回去参"怪病多由痰作祟"。要大家去思考，为何鱼生痰，肉生火，青菜萝卜保平安？为何打呼噜、鼻音浓重的人，要用降痰浊的思路，让浊阴出下窍？为何二陈汤为治痰之总剂？

原来人体的 70% 都是津液水分，这些津液水分一旦缺乏阳气推动，停留在局部就形成痰湿。

所以当一个人劳累过度，阳气虚弱，就容易有痰，能吐得出痰来，说明身体已有不少无形之痰，吐出的痰只是冰山一角而已。身体中的痰，就像隐藏在水下的冰山那么多。

会治痰了，等于会治气血津液；会治气血津液，就等于会治三焦脏腑气化；会治三焦脏腑气化，则各种疾病的调理都有把握了。不能见到痰，就只想到用化痰消痰的药，我们应该从痰这病理产物看出五脏六腑气化升降的状态。这样治起病来就容易得其心法。

根治疾病总是要用药跟养生双管齐下，在养生上要注重忌口，那些吃进身体来不容易被消化之物要少吃，以防其化为痰湿。痰生百病食生灾，青菜萝卜保平安，这真是良言教诲啊！

吃进身体里来容易消化、排泄出去，这就是健康饮食。如果应酬多，总吃肥甘厚腻，大鱼大肉，只满足嘴上欲望，却辛苦了五脏六腑，损伤了阳气。所以老师常说，人都是自己折腾坏自己的，自己搞坏了自己的身体。

至于阳明通降浊下达，这是我们多次谈到的话题。人体最大的升降通道就是这条消化道，如果通降功能好，病气根本留不住。所以我们与其说是去治病，倒不如说去恢复阳明胃肠道失去的通降功能。这就是为何二陈汤能称为治痰总剂的道理，它不单可以化痰，它还可以和降胃气。

◇ **参究提示**

1. 打呼噜乃痰阻息道。

2. 痰浊是浊阴。

3. 人体头面官窍是清阳所居之处。

4. 浊阴应该出下窍。

5. 脾胃为生痰之源。

6. 通降胃肠是治其去路，提高脾胃健运功能、少吃肥甘厚腻是治其来源，来源去路一起治才是治本治根。

20. 从庄稼枯黄治土壤看眼耳鼻舌病调脾胃

《黄帝内经》曰："病在上，取之下。"
《古今医统大全》曰："脾胃虚则九窍不通。"

有个老爷子，70岁，颈僵，鼻塞，眼花，耳鸣，舌体淡胖。

老师问他，平时怕不怕风冷？

他说，怕，吹多点风就流鼻水不止，我就想治鼻炎，颈椎，还有头晕啊！

老师说，你这个不是鼻炎，你这颈椎病，也不全是颈椎的问题。

他不解地问，那是什么问题？

老师说，脾胃虚则九窍不利，病在上，取之下。你看是眼花头晕鼻塞颈僵的病，在我看来病根子都在脾胃。如果只是当颈椎病去推拿按摩，当鼻炎来治鼻子，都很难治好。要治脾胃，脾主升清，只要脾胃功能强大了，就像树根得到沃土一样，上面自然枝繁叶茂，花叶递荣，果实累累。

然后老师给他用玉屏风散，黄芪重用到40克，加上鼻三药（苍耳子、辛夷花、通草）、通脉三药（葛根、川芎、丹参），与竹茹、鸡矢藤、泽泻。3剂。

他一吃完，脑子清醒了，鼻子通气好多了，眼睛也没那么花了。

老师说，效不更方，回去的话，你可以买玉屏风散颗粒服用以巩固疗效。只要你脾胃功能强大，内脏气足，这些表面的症状不管有多么繁杂，都会因为里气充沛而被摆平。

人体表面的眼耳鼻舌口，其实是五脏开的窍。中医称之为肝开窍于目，肾开窍于耳，肺开窍于鼻，心开窍于舌，脾开窍于口。五脏开窍就像草木开花一样，这些窍门是五脏的花朵，直接反映的是五脏的功能。若五脏这根部能够在脾胃土壤里头得到气血营养的话，那么自然花果茂盛。

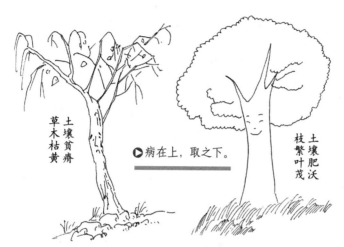

土壤贫瘠 草木枯黄

▶病在上，取之下。

枝繁叶茂 土壤肥沃

培土，树木、花草才长得好；养好脾胃，五脏六腑才会健壮

所以中医看到九窍之病，要寻到脾胃土壤中去，就如同农夫看到庄稼枯黄生病，要在土壤里下功夫。

老师让大家去参这脾胃土虚会导致什么问题。为何土虚的人四肢乏力，头晕眼花，容易伤风感冒，口角流水，容易得过敏性鼻炎、颈椎病，容易消化不好，大便稀溏？这样从一个脏腑出发、推演，可以连问十几个为什么，每一个为什么，把它解开来，就能够应对一种疾病。学医要善于发散思维，也要善于把复杂的病症归纳到简易。

古人云，不根于虚静者，便是邪术；不归于简易者，即为旁门。我们要学医门大道，大道至简，却可以驭繁。千叶一枝干，满架葡萄一根藤。学中医就要抓住这个一，通于一而万事毕。如同打鱼撒网，网口要抓住，看病就要抓住这主干。

像土虚之人，土不生金，母病及子，肺气就会不足，肺气不足，卫外失司，主皮毛功能减弱，所以容易伤风冷，得鼻炎，皮肤长湿疹。

土虚则木摇，脾土虚之人，肝木禀赋乏源，就容易眼花头晕，乏力没劲，甚至脸色发黄，指甲苍白。

土虚不能制水，脾土开窍于口，小孩容易口角流涎，妇人容易白带异常，老阿婆容易迎风流泪，老阿公容易尿频尿急。

脾主升清，土虚清阳不升，颈椎得不到充足供养，如同树木根植于贫瘠之地、干燥之土，便僵硬不柔软，细瘦干瘪无力。

……

这样，各种复杂的病症，都可以归宗到土虚，四象五行皆藉土。故而古人有补土派，有"脾胃一虚，百病丛生"的说法。所以周慎斋曰：

"诸病不愈，必寻到脾胃之中，方无一失，何以言之？脾胃一虚，四脏皆无生气，故疾病日多矣。万物从土而生，亦从土而归，'补肾不如补脾'，此之谓也，治病不愈，寻到脾胃而愈者甚多。"

◇ **参究提示**

1. 四季脾旺不受邪。

2. 脾胃气足，百病不生。脾胃一虚，诸疾生焉。

3. 五脏六腑、四肢、九窍、奇经八脉皆禀气于脾胃。

4. 脾胃为气血生化之源，为水谷之大海也。带有海字称呼的脏腑经脉，都要特别去研究。如膻中为气海，冲脉为血海，督脉为阳脉之海，任脉为阴脉之海，脾胃为水谷之海。

21. 补土伏火、平冲降逆治口腔溃疡

古人云："土厚则火自伏"，"补土伏火"。

《黄帝内经》曰："冲脉为病，逆气里急。"

有个女患者，48岁，患咽炎、口腔溃疡好几年了。早上起来，刷牙时牙龈也容易出血。每每人劳累时，口腔溃疡就发作得更厉害。

她问老师是怎么回事。

老师说，火生于木，而伏于土，你这性格太急了，气火才往上冲，且人也瘦，整个土伏不住火。这口腔溃疡，才反复不愈。

她点头说，是啊，我这口腔溃疡，就是心情不好时，发作得更厉害。

然后老师就给她开了甘草泻心汤加味。方药为：

生甘草 30克	半 夏 20克	干 姜 10克	黄 连 5克
黄 芩 15克	红 参 20克	大 枣 5枚	竹 茹 30克
附 子 10克	龙 骨 20克	牡 蛎 20克	3剂

她喝完药后来复诊说，我的咽炎全好了，口腔溃疡也差不多好了。

老师问她，早上起来，刷牙还出血吗？

她说，刷牙不再出血了。

老师对大家说，看来我们这个思路对了。你们回去参参，为何我们要用竹茹来降冲脉？这冲脉往上冲太厉害，跟哪些脏腑有关，会有哪些常见的病症？为何我们用补土伏火的思路，比单纯清热解毒，能更直接地把她的口腔溃疡治好？

大家想，这竹子是生长得最快的，一茎直上往天冲，有这长势，就可能有克制这长势的药性，竹茹降逆止呕、竹沥化痰下气、竹心清心导热下行，都有强大的降下之功。所以老师取一味竹茹来降冲脉。

如果冲脉上冲太厉害，这多半跟肝气上亢、胃气不降、肾不纳气分不开。所以临床上我们疏肝顺气，通降阳明，助肾封藏，都能帮助降冲。

冲脉上逆，最明显可见的便是，早上起来刷牙牙龈出血，口臭，容易恶心。

至于补土为何能够伏火，这大自然中就有对应的象，比如火烧得正旺，加些土下去，火就小了，甚至灭了。

这瘦人多火，多阴虚火亢，这时单纯滋阴清火，他还是很焦躁。当把脾土培起来后，整个人气显得敦厚，焦虑急躁之火可缓。可见中医用甘草泻心汤，不是单治口腔溃疡，而是在治患者整体的木火体质，厚其土，其火自伏。可见补土伏火是治其本，而单味竹茹平冲降逆，是治一个上冲之象，这样标本并行，火就收下来了。

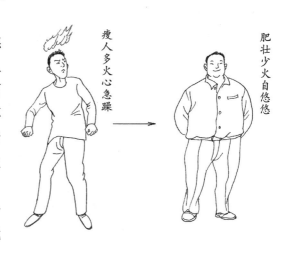

瘦人多火心急躁

肥壮少火自悠悠

◇ **参究提示**

1. 土虚则木摇，所以瘦人多脾气大，多火。
2. 欲伏其火可先补其土，土厚则火自伏。
3. 重用一味甘草可以伏火。
4. 瘦人气火上冲，性子焦急，可用一味竹茹降冲脉。

22. 治眼目流泪要明来源与去路

《石室秘录》云："土旺则水不敢泛滥。"
《黄帝内经》云："肝开窍于目。"

常有一些中老年人不断地用手擦眼睛，一问之下才知道他们的泪水忍不住就溢出来。每年都会碰到一些这样的案例。

一个中年女患者，脾气急躁，有个把月，眼中泪水忍不住往外溢，她问老师，这是为何？

老师说，你这是肝气升发太过，把中下焦脾肾的水液都带上来了。

她又问，那该怎么办？

老师说，心情放缓和点，遇事放从容些，不要没说几句话，就跟丈夫领导焦急。急则病进，缓则病轻。

她笑了笑说，我性子就是这样急了些。

然后老师只给她开了三味药，方药为：

决明子 10克	车前子 15克	炙甘草 30克	3剂

患者看了也觉得药少，为何别人都开满一张药单子，我的没有一两分钟就开好了。

学生们也觉得奇怪，老师平时都较少开两三味药的，对于独特的处方，大家都特别地关注，都想看看这患者来复诊时的情况。

结果三天后，她如期复诊，笑笑说，这药还真管用，吃了眼睛流泪就减轻了，没有以前那么厉害了。

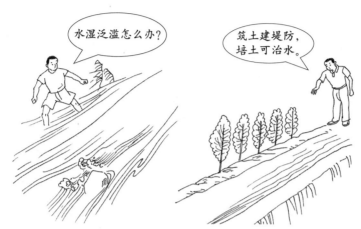

老师对大家说，看来这个思路没错，你们回去参参，为何我们用这三味药，可以治疗溢泪的症状？常说补土可以伏火，为什么补土又可以治水呢？加决明子、车前子的道理何在？

大家回去一想，都明白了。原来土主湿，脾虚生湿，加上患者肝脉急，性子强，木克土更厉害，把水湿往上带。这时重用炙甘草，培土制水，以治疗水的来源。然后用决明子、车前子，能平肝通利大小便，以治水的去路。

这患者还有轻微的便秘，决明子既能平肝气，还能通大便，这样去路打开，来源固住，那水液就慢慢变少了，所以眼睛溢泪也就好了。

◇ 参究提示

1. 为何土能够制水？水来土掩，脾土旺的人湿邪就少。

2. 脾主湿，诸湿肿满，皆属于脾，水湿的来源在脾。肾主水，膀胱乃州都之官，水湿的去路在肾与膀胱。故治水要杜绝其来源，通畅其去路。

3. 治病要治其来源，也要治其去路，治来源是治本，治去路是治标。

23．从海水倒灌、浊火反弹看中焦肝胆脾胃郁滞

《四圣心源》曰："木生于水而长于土，土气冲和，则肝随脾升，胆随胃降。"

《医学衷中参西录》曰："肝气宜升，胆火宜降，然非脾气之上行则肝气不升，非胃气之下行则胆火不降。"

《脾胃论》曰："人以胃气为本。"

《金匮悬解》曰："胃以下行为顺。"

有个上海来的患者，女，38岁，乳房胀痛，胸胁部满胀，有乳腺增生好几年了。

老师一摸到肺胃脉独大，便问她，早上刷牙是不是容易出血？

她点了点头说，是啊，是啊，已经有好几年了，用尽了办法都不管用，这是为何呢？

老师说，乳房疾病不能单治乳房。就像生活中，洗菜池水满了不往下走，是因为中间那个活塞没有拉开来。人体胃肠为大海，六经为江河，海水若倒灌，则浊火会反弹。刷牙出血，脾气烦躁。

她点了点头说，我这种情况该怎么办呢？

老师说，你这是中焦肝胆脾胃郁滞，所以乳房胀满，胁肋痛，肝不升，胆不降，则烦躁易怒。木能够克土，郁滞的肝木不能够疏土，那脾胃消化功能就会减退，胃气不能很好地下降，就像《伤寒论》说的人会"嘿嘿不欲饮食"。所以你这个要调畅中焦肝胆脾胃气机，同时还要通降阳明胃肠跟冲脉。

她点了点头说，是啊，我这半年以来吃饭，都没有以前那种感觉，不想吃。我这个是什么病呢？

老师笑着说，你这个要多动少想，多动可以把气机展开，少想气机就不会郁在肝脾。你这个是懒病、闲病，脑力劳动干太多了，体力劳动基本不干。

她又点了点头说，我在单位都是干脑力活的，没得体力活干啊。

老师说，为了健康，你得自己找体力活干，自己的健康自己负责。生病找医生，健康靠自己。你们普遍都只关心生病吃什么药，却不关心如何去寻找健康。

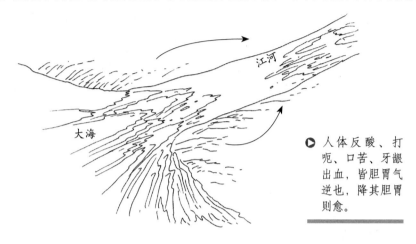

江河

大海

▶ 人体反酸、打呃、口苦、牙龈出血，皆胆胃气逆也，降其胆胃则愈。

海水倒灌怎么办？

然后老师就给她开小柴胡汤加竹茹、木香两味药。方药为：

柴 胡 10克	黄 芩 15克	半 夏 20克	生 姜 15克
党 参 30克	大 枣 5枚	炙甘草 8克	竹 茹 40克
木 香 15克	3剂		

患者吃完药后，复诊时说，这药我一吃完，乳房就不胀痛了，胃口比以前好些了。

老师又问她，那你这几天刷牙还出血吗？

她说，不再出血了。

老师说，看来我们这个降冲脉的思路没错。《黄帝内经》说，冲脉为病，逆气里急。这冲脉一出现问题，气机就往上逆，人就焦急，经脉就拘紧不舒，你们要回去好好参这句话。

哪些原因会导致冲脉上逆太过？最常见的还是肝胆脾胃失调，肝气宜升，胆火宜降。这肝胆郁结住了，气火不流通，就会在里面乱窜。

所以老师常用小柴胡汤，取柴胡升肝气，黄芩降胆火，但肝胆的条达必赖中焦脾胃的升降，这叫肝随脾升，胆随胃降。

小升降要服从大升降。我们见到小处的病，要多从大处调，见到局部的病要多从整体疗，见到中焦肝胆脾胃的病，要从上中下一起治。

胆气逆行，则口苦咽干目眩，胸胁胀满，嘿嘿不欲饮食。所以在疏肝降胆的同时，必须升脾降胃，老师重用竹茹 40 克，目的就是降冲脉与胃之气，通降整条阳明胃肠管道。这条阳明胃肠管道如同洗菜池的中间管道，活塞一打开，所有浊水便下来。之所以人体浊气会反逆，是因为中间这条最大的管道出现问题。

用木香 15 克，是醒脾，这样脾升胃降，轴动轮转。人的胃气一下行，肝胆脾又顺畅，冲逆之气自然调伏。

所以说，如何降伏冲逆之气，必先观其肝胆脾胃气机，但令肝随脾升，胆随胃降。降浊重在降冲胃，海水不倒灌，江河就不反逆。胃肠为海，六经为江。胃肠下顺，六经则不反逆矣。

◇ **参究提示**

1. 胃以降为和。
2. 胆火不降，要胆胃一起降，胃降，胆才能降。
3. 气机上逆，要降中间冲、胃之气，竹茹重用效果良。

24. 从脏腑传变看生气的代价

《金匮要略》曰："见肝之病，知肝传脾，当先实脾。"

有个女患者，42 岁，是任之堂的老病号了。每次她跟老公吵架，都要胃痛或背痛个十天半个月，能过去就算了，过不去，就来找中医调理。

这次她又吵了一架，搞得胃也痛，肩背也痛，晚上更睡不着觉，一日三餐都吃不下饭。这样持续了将近一个月，不得以到医院做了个检查，结果显示急性糜烂性胃炎、胆囊壁毛糙。

老师看了下结果，就笑笑说，这从气上得的病，还得从气上去消啊！这双关脉郁得厉害，肝胆脾胃气机都不通，所以心情不好，吃饭不香。这情志郁久过后，闷闷不乐，食不知味，肝木犯脾土，脾胃都会出问题，所以我们治疗起来，要肝胃同调、胆胃并降。

然后老师便给她开方：

郁 金 20克	香 附 15克	枳 壳 12克	桔 梗 12克
木 香 15克	黄 连 5克	干 姜 8克	延胡索 20克
蒲公英 30克	黄 芪 40克	白 及 10克	生甘草 8克 3剂

这阿姨吃完两剂药胃口就开了，胸也不闷了，她回来说，早知道吃几剂中药效果这么好，就不用去检查了，也不用挨病挨一个月。

老师笑着说，检查是必要的，让你知道生气吵架是要付出代价的，早知道吃药能好，不如早知道不发脾气不吵架，能够不得病不更好？既省得受气，也省得吃苦药。

老师对大家说，你们要去参参，这生气会加重哪些疾病？我们用这郁五药（枳壳、桔梗、木香、郁金、香附），道理何在？为何肝木犯脾土，情志郁闷，饮食不开，我们要肝脾同调，胆胃并降？

原来古人认为，肝为五脏六腑之贼，就是说，人一怒起来，肝一郁闷起来，五脏六腑都会动摇，都会受累。首先人一生气，就直接煎熬肝阴，肝阴伤了，就会子盗母气，连累到肾精，这样平时就肾亏虚的人，因为生一场气，会加重腰痛。

而木能生火，母病及子，肝一旦气郁住，它就不往心脏放血，平时心脏缺血的患者，往往因为生一场气而导致心慌心悸，严重的还会心梗。木能克土，肝气过亢，它直接克伐脾土，所以这患者生一场气就得了急性糜烂性胃炎，这气机完全在中焦逆乱扭曲，不得顺畅流通。从局部看来，是那豆大的炎症，其实从整体看来，不过是气机郁滞而已。

中医认为，木火刑金，很多老爷子跟子女或老伴生气一场，直接就支气管哮喘发作，甚至脑梗，因为肝气向上冲，携着痰火往肺、咽喉、食道里涌，涌到哪堵哪，涌到大脑，脑血管压力一增加，随时都有破裂的危险。

　　另外，一生气，气火把痰湿往皮肤发，这就是很多慢性湿疹、荨麻疹、痤疮、黄褐斑反复不愈的根本原因。所谓熬夜、吃花椒辣椒这些都还只是诱因，最根本的原因还是生气，把所有痰湿瘀浊往上带，降不下来。这就是古人认识的精妙之处，百病皆生于气。

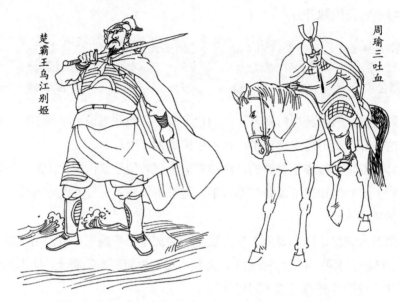

　　君不见，大怒冲天贯牛斗，擎拳嚼齿怒双眸。兵戈水火亦不畏，暗伤性命君知否？
　　又不见，楚霸王、周公瑜，匹马乌江空自刎，只因一气殒天年，空使英雄千载忿。

生气的代价

　　当然还有妇科常见的炎症、乳腺增生、子宫肌瘤、卵巢囊肿，这些都是肝经系统的疾病，怎么能跟生气脱得了干系呢？

　　妇科杂病，几乎都和气郁气结分不开。这就是老师很喜欢用郁五药、郁六药（枳壳、桔梗、木香、香附、郁金、玫瑰花）的道理。我们又把这郁五药叫做顺气汤。

　　通过这样一分析，大家治病思路都开阔了，同时修身养性的觉悟也上去了。一个人要真正根除疾病的烦恼，必须从根上，从心性脾气上下功夫。心性不安详，外界一切东西都不受用，心得平静，"饭疏食饮水，曲肱而枕之，乐亦在其中矣。不义而富且贵，于我如浮云"。

◇ **参究提示**

1. 怒气是惹祸秧苗。
2. 百病皆生于气。
3. 但凡治病，先不问其病，要先理顺其气。
4. 生活小事细节，常常是万病之源。

25. 从水往低处流看眼目胀满

《黄帝内经》曰："东方青色，入通于肝，开窍于目。"

又曰："怒则气上"，"怒伤肝"。

眼睛跟五脏六腑都相关，《黄帝内经》说，五脏六腑之精气，皆上注于目而为之精。但眼睛跟肝的关系最密切，《黄帝内经》说肝开窍于目，所以眼睛受到肝血的供养，就能够明亮。可如果不是肝血，是身体的浊水阴火上冲，那又会怎么样呢？

有个年轻小伙子，24岁，眼睛肿痛有三个多月，在医院住院，也没有治好，出院后，寻访中医治疗，找到任之堂来。他刚来时，眼睛胀痛难忍，影响视物。

老师说，我们按脉调吧。

患者关脉弦硬数，脉势上越，是个气火把湿浊水饮往眼睛头面带的状态，这该怎么办呢？

学生们都想到，上越了，就该往下降。

老师说，没错，思路就很清晰，由于肝经的火热上越，所以患者尿黄，舌尖红，苔黄厚，我们用龙胆泻肝汤，直接泻他肝经湿热气火。于是便开方：

龙胆草 5克	黄 芩 15克	栀 子 8克	泽 泻 20克
木 通 10克	车前子 10克	柴 胡 8克	生地黄 15克
归 尾 15克	生甘草 8克	川牛膝 15克	枳 实 20克
竹 茹 20克	枇杷叶 20克	牡 蛎 20克	苍 术 15克 3剂

患者说，可不可以多抓一些药？

老师说，吃药又不是吃饭，这药是泻你肝经湿热火炽，气火调整过头来就要换方子了，没有一个方子可以一直吃下去的。

这小伙子吃完药后，很高兴地回来复诊，说，大夫，我眼睛好多了，这药很管用啊。

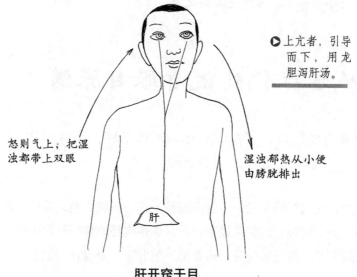

上亢者，引导而下，用龙胆泻肝汤。

怒则气上，把湿浊都带上双眼

湿浊郁热从小便由膀胱排出

肝

肝开窍于目

药若对证一碗汤，药不对证满船装。在医院折腾了几个月，患者都灰心丧气了，花了万把块，在中医看来，只是一个肝经湿热，风火上扰，几剂龙胆泻肝汤，就把热火水湿从下焦泻出去了。

然后老师叫大家回去思考，为何龙胆泻肝汤能治疗眼目胀痛？这种眼目胀痛的特点是什么？为何水湿会跑到眼睛里来？我们治肝为什么要注重肃降肺气，降右路？

原来肝开窍于目，肝虚则目昏暗不明，肝实则目胀痛浑浊，患者肝经湿热导致的眼目胀痛，大都眼红肿，同时伴有尿黄赤、口苦、咽干。

水湿之邪应该往下走，这叫"水往低处流"，但是人生气后气火是往上越的，《黄帝内经》叫做"怒则气上"。肝主疏泄升发，怒伤了肝，气机就不循常道，往上攻冲，这上攻的过程，就把人体水湿浊气通通往上带，蒙于眼则眼肿胀难受。

所以在治疗上，我们要顺肝气（柴胡），降肝热（龙胆草、黄芩、栀子），泻肝水湿（泽泻、木通、车前子），这三大思路，在龙胆泻肝汤中都一一体现。

老师还在方中加入枇杷叶、枳实、竹茹，为何呢？因为这些肃降肺气的药有利于降肝气。肝属木，肺属金，金能克木，肺气肃降，肝气自然就随之而降，一个肝主升发，一个肺主肃降，正好是相对的，升发太过，必用肃降来对治，这就是老师常提到的，对攻对冲疗法。

◇ **参究提示**

1. 肝开窍于目。

2. 肝经实火湿热可随着怒气上冲双眼。

3. 亢则害，承乃制。通过浊阴出下窍，引水湿下行，使水往低处流，双目恢复清明。

26. 从种田植树看治肝病

《黄帝内经》曰："木郁达之。"

《四圣心源》曰："木生于水，水暖木荣，生发而不郁塞。"

木生于水而成于土，喜条达而恶抑郁。治疗肝木为病，应学种田植树。农夫种田植树讲究松土施肥浇水及拔除杂草。医者调肝，健运脾胃即为松土，滋养肝肾即为浇水施肥，疏肝利胆即为助庄稼成长拔除杂草。

慢性乙肝在中医看来，是肝木的问题，但肝木又跟其他脏腑密不可分。虽然说，慢性乙肝要转阴是个世界难题，但在中医看来，要改善一些身体症状，提高生活质量还是可以的。

像慢性乙肝的患者，为何容易疲劳、容易累，容易胁肋胀、生气，口中容易苦？

老师说，这个问题你们去想，想通后，治肝的一些大法也明白了。

有个小伙子，也是乙肝病毒携带者，经常容易疲劳，胁肋胀，口苦。

老师说，你这病要少熬夜，要多去爬山，唱唱歌就好得快。

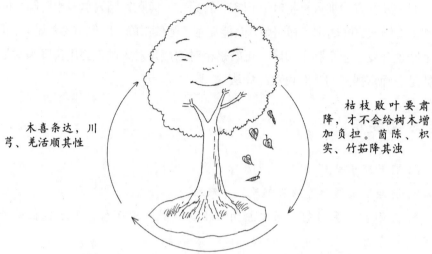

木喜条达，川芎、羌活顺其性

枯枝败叶要肃降，才不会给树木增加负担。茵陈、枳实、竹茹降其浊

木生于水，而成于土。四君子汤加首乌、当归养其真

天地树木之道

原来他就是一个内向郁闷的小伙子。当改变了性格性情后，就等于改变了身体的体质，一种体质滋养一类疾病。我们有时想方设法去消灭疾病，还不如去改善体质。现在很多患者，都把眼睛盯着疾病，很少会关注生活习惯是不是健康。

老师说，心理健康了，五脏就健康了，心情沉郁了，身体就容易滋生疾病。所有慢性病，想让它尽快好起来，都要从改变自己的生活习惯和处世心态做起。

原来这小伙子以前就是经常上网熬夜，爱吃各类煎炸烧烤的食物，长时间下来造成肝肾阴亏，脾土弱，水不涵木，土不沃。

然后老师就给他开四君子汤加制首乌、当归、羌活、川芎、茵陈、枳实、竹茹。

我们看，四君子汤加制首乌、当归，就是补右路脾和左路水木的，木生于水成于土，这就像是给肝木以肥沃的土地，再浇上水一样。这乙型肝炎，已转慢性的，大都要从培补正气开始，正胜则邪退。

这个方子患者吃下去就不容易累，有精力，只有脏腑吃饱饭后，才能打这场持久战，所以老师经常都是用这个底方加减变化。

方中加入少量的羌活、川芎，能助肝条达疏泄。《黄帝内经》说"木郁达之"，乙型肝炎的患者，大都有情志郁结的病因。古人云，郁病虽多，皆因气不周流，法当顺气为先。又曰，凡郁病，必先气病，气得流通，何郁之有？

可见疏通气机，顺其性，乃治情志郁结的大法也。而疏通气结的药，药劲一般偏强，所以走散得快，这时只要用小剂量即可。这样才符合《金匮要略》宗旨——五脏元真通畅，人即安和。

肝炎的患者，多半有口苦、舌苔黄，这是因为胆胃不降，体内湿毒化热，所以加入枳实、竹茹、茵陈这些通降胆胃瘀浊的药，体现了降其浊的思路。

所以我们看这个方子，其实包含着顺其性（羌活、川芎）、养其真（四君子汤加首乌、当归）、降其浊（枳实、竹茹、茵陈）三法。按这个方法去调理脏腑，使肝真阴得养，木得土培，肝气得以条达顺畅，肝胆的瘀浊得以顺利通降，这样新陈代谢日趋正常，口苦、气闷、疲劳等症状都会慢慢改善。

这就是很多患者服用老师这方子后，精神、体质都在慢慢进步的原因。

老师说，我们就按这个道家思路来开方子，不管疾病是何名目，但守住人体正常的脏腑推陈出新的功能，养它不足，去它有余，降它瘀浊，何患病痛不愈。

但还要注意，除了药物治疗对路外，精神的治疗，对于肝炎的康复最为重要。这肝病最怕抑郁，越是开朗的人越是不容易得，越是纠结抑郁的人越容易犯。中医没有乙型肝炎的说法，都是把它看成郁证或胁痛来治。《临证指南医案》上说，郁证，全在病者能移情易性；又说，无情之草木，难以疗有情之疾病。

所以患者除了服药外，还要少熬夜，多运动，少生闷气，多乐观阳光帮助人。

◇ 参究提示

1. 木喜条达，乃一派生发之气，对应的是东方仁德。

2. 养肝要养仁和之气，要乐于助人，要开朗少怒。

3. 肝木根植于土壤，土肥木旺，养肝真可以从培土入手。

27. 脾胃动力在心肾

古人云："火生土。"

火生土，胃火动力在心，脾阳动力在肾。脾胃乃升降中枢，心肾方为升降动力。

有个患者，女，53岁，有冠心病，手上青筋暴露，呈紫暗，最近胃病发作，胃胀打呃难受。

患者说，我吃了东西，好像搁在那里不消化一样。

老师问她，小肚子发凉吗？冬天是不是手脚怕冷？

她说，对对，特怕冷。

老师接着说，你这个脾胃病从脾胃治，治不好的，要治心肾。

患者点头说，我以前也吃了不少胃药，现在还是老样子。

老师说，那试试调心肾吧。

然后老师给她用桂附地黄汤加红参、银杏叶、火麻仁。方药为：

桂　枝 10克	附　子 10克	熟地黄 30克	山　药 20克
枣　皮 10克	茯　苓 20克	泽　泻 10克	丹　皮 10克
红　参 20克	银杏叶 30克	火麻仁 20克	3剂

患者吃完药后来复诊，很高兴地说，我吃了这药很有劲，胃口也开了，这几天都没有打呃胃胀了。

老师再看她手上的青筋说，你这青筋也消下去了，心脏功能在恢复。

她点了点头说，我也觉得以前老心急火燎的，吃了这药好多了。

然后老师就给她守方，继续调。

学生们都不解，为何这脾胃病，老师抛开脾胃，直接调心肾。

老师说，到两个轮子里头去悟吧。你们看，患者有冠心病，心脏本身的阳气都不够，它怎么有多余的能量往胃上面传呢？

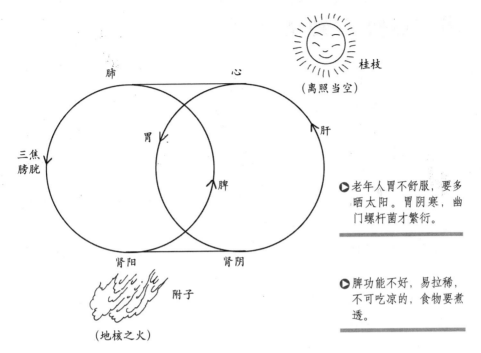

桂枝
（离照当空）

● 老年人胃不舒服，要多晒太阳。胃阴寒，幽门螺杆菌才繁衍。

● 脾功能不好，易拉稀，不可吃凉的，食物要煮透。

患者小腹凉，冬天手脚不暖和，乃下焦阳气不够，肾阳不足，怎么有热力往脾土上面传，帮助腐熟水谷呢？

人体中焦的脾胃消化吸收，需要足够的阳气，中焦如沤才能得到体现。你们要参一参，为何胃的热量要靠心火来补给？为何心脏病的人大都胃出现问题？为何脾的温煦要靠肾阳去帮助？为何命门火弱的人，吃东西消化都不好，人没劲？

大家回去看《医间道》，发现中焦脾胃阳气，一个来自太阳的照射，能够让胃土温暖生长万物，另外一个要靠大地核心中的热量，向上散发，温暖脾土，才可以种上庄稼。所以说脾胃虽然是升降的中枢，但是升降的真正幕后老板，背后主导，却是心肾啊！心火就是太阳之热，肾阳就是地核之火。

◇ **参究提示**

1. 心火下暖胃土，胃蠕动靠心。

2. 肾阳上暖脾阳，脾运化靠肾。

3. 心阳不足，手凉背冷。肾阳不足，小肚子凉，腿冷。

28. 无处不到看三焦

《黄帝内经》曰: "三焦膀胱者, 腠理毫毛其应。"

又曰: "三焦者, 决渎之官, 水道出焉。"

《类经》曰: "上焦不治则水泛高原, 中焦不治则水留中脘, 下焦不治则水乱二便。"

人体之内, 脏腑之外, 无处不到, 谓之三焦。凡气血水停聚, 皆可以从三焦入手调治。三焦乃水火气机运行之总通道也。

有个患者, 身体浮肿, 皮肤长湿疹, 肚子肥大, 他反映说, 连喝水都胀, 都长胖。

老师问他, 小便怎么样?

他说, 小便次数多, 但量不大。

然后老师就给他开三焦十药:

柴 胡 10克	黄 芩 15克	半 夏 20克	桂 枝 10克
茯 苓 20克	白 术 15克	泽 泻 20克	当 归 15克
川 芎 10克	赤 芍 15克	3剂	

这个患者吃完药后, 反映效果非常好, 湿疹退得很快, 尿量也大, 喝水下去, 胃就没那么堵了。

老师说, 治皮肤病, 不一定要盯着皮肤治。你看患者舌苔水湿重, 大都是三焦水湿代谢出现障碍。晚上经常熬夜, 错过了九点到十一点这个三焦经大调整的时候, 长年累月地这么干, 三焦功能减退, 水湿代谢失调, 下焦堵则小便乱; 中焦堵则肚子膨大, 胃脘胀; 上焦堵则容易发生湿疹, 泛溢肌表。这所有的表面病症都是三焦的问题, 所以我们治三焦, 就是治上中下三焦留滞所致诸病。

你们想想, 该如何治三焦, 三焦归哪里管?

原来三焦属少阳, 所以治三焦首先要调少阳, 柴胡、黄芩就是少阳经主药, 而三焦又主水湿, 所以三焦十药里融汇了五苓散的思路, 令气能够化水, 气化水液自出矣。同时三焦十药里还有当归、川芎、赤芍这些活血的药，它们又起到什么作用呢？

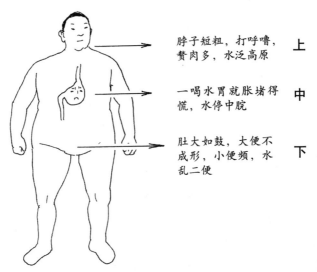

脖子短粗，打呼噜，赘肉多，水泛高原　上

一喝水胃就胀堵得慌，水停中脘　中

肚大如鼓，大便不成形，小便频，水乱二便　下

原来血水互结，水液停滞，会导致血运障碍，而增强血液循环，会加快水液代谢，这就是为何三焦十药里，要加活血的药，血行气行水湿自化。

在整个夏天，老师用这三焦十药治了不少湿疹的患者，这道理何在呢？为何皮肤表面的症状，从理三焦而得治愈呢？

原来《黄帝内经》早说了，三焦膀胱者，腠理毫毛其应。所以不单是皮肤湿疹，如果是掉毛掉发，也可以从三焦去思考。只要让上焦开发如雾，那皮表就光泽健康；让中焦运化如沤，那肚子那圈肥肉，就能消下来；让下焦渗利如渎，浊水排泄就有出路。

◇ 参究提示

1. 疑难杂病找三焦。
2. 脏腑以外，肌表以内，无处不到，谓之三焦。
3. 三焦乃气血水运行之通道也。
4. 调三焦，一要调气机升降，二要调水液流行，三要调血脉流动。
5. 三焦十药的思路就是从气血水三方面入手。

29. 从五脏相关看阳痿

《黄帝内经》曰："肾者主水，受五脏六腑之精而藏之，故五脏盛乃能泻。"

人体的五脏是一个整体，它们之间是相互关联的，所以叫做五脏相关。对一个疾病的分析必须放在五脏整体中去参究考虑。

有个六十多岁的老爷子来任之堂，说他性功能减退，希望老师能够给他开些壮阳的药。

老师说，性功能减退，到你这个年纪不作为主治的病症了。这不是壮不壮阳的问题，而是你五脏六腑已经亏空衰退了。

他疑惑地问道，那该怎么办？

老师说，国库空虚就没办法打仗，人体精血亏虚，年之将老，自然生殖机能减退，这时最好的办法就是养精蓄锐不去打仗。透支精血会死得更快。

他反问道，不是有壮阳药酒吗？

老师耐心答道，那是给不能生小孩的人用的。你这年纪不能够再靠外界刺激了，喝壮阳酒就像借外债，终归是要还的，不断地借，不断地消耗。这同一次房，道家说要少活好几十天，你不要命了，医生可不能助你一把啊！

他听后笑笑，也就没再提那方面要求了。

老师说，《黄帝内经》曰，肾者主水，受五脏六腑之精而藏之，五脏盛乃能泻。五脏六腑精充实满，自然肾这个作强之官强大不衰。肾衰退，不独反映肾精血亏虚，也反映了五脏的衰退啊。所以不明白的医生，就直接给患者开壮阳药，这是加速其五脏的衰老，此为医者所当戒也。

你们回去要好好参参，哪些脏腑亏虚或郁滞会导致肾功能减退？为何我们说治阳痿非独治肾也，五脏六腑皆令人阳痿，哪些原因是导致阳痿最重要的因素？

大家回去按照老师把脉的思路一思考就想通了。首先，人年老体衰，肾阴阳两虚，自然阳痿。

所以《黄帝内经》上说，八八，天癸竭，精少，肾脏衰。又说，年六十，阴痿，气大衰，九窍不利，下虚上实，涕泣俱出矣。

第二个原因，跟肝关系也挺大的。肝主宗筋，主疏泄。有精血了，要能够疏泄下去，如果经常抑郁，或暴怒，精血在中焦消耗，或者往上燃烧，不往下伏藏，这肾精也就自然亏损。所以老师常以逍遥散加蜈蚣帮助患者疏肝理气，把肝气往阴器下面疏导，这样气至则精血至，患者自然晨勃明显。

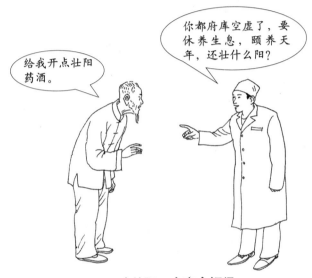

给我开点壮阳药酒。

你都府库空虚了，要休养生息，颐养天年，还壮什么阳？

一味壮阳，令寿命短促

第三个原因就是，脾土壅堵，中焦郁滞，这类患者，肚子变大，老师称之为土克水。据说，人体腹围每增加一厘米，就要增加四英里长的血管，这样肥大的肚子，会大大地增加心脏血脉的压力，会占用大量精血，这样不仅容易得三高、心脏病，同时明显随着肚子变大，性机能也跟着衰退。所以这类人帮他减减肥，就是帮他恢复肾功能。

还有第四个原因，就是心。心主欲望，大多数人心思太多，脑袋想问题不止，长期这样，心脏阳气被消耗得很厉害，寸脉都取不到，很弱。这样的人颈椎容易出问题，头还晕，这些都说明心脏功能减退，心功能减退就没那欲望。所以要通过桂枝汤加红参，强大心脏，自然肾机能就能得到很好的恢复。

第五方面还有肺。长期肺脉上亢、吸烟喝酒的患者，容易得胃炎、食道炎，这样气血并走于上，不往下行，久而久之容易得高血压。其实就是上实下虚，上面气血亢盛，下面精血空虚，精血不往下走，肾中空空，怎么还能精华外泄呢？这种情况老师常用龙骨、牡蛎、枇杷叶、竹茹、川牛膝配上温胆汤，把肺脉往下收，这样痿者自振，弱者自强。

可见中医治阳痿，不是见痿治痿，必察五脏虚实而调之，有余则泻，不足则补，郁滞则疏通，上越则平亢，随证治之，因人用方，这才是中医的精髓。

◇ **参究提示**

1. 肾是下面的水库，其他脏腑是水库上面的沟沟渠渠。
2. 上面沟沟渠都亏虚没什么水下来，下面肾精怎么会充满呢？
3. 治肾跟五脏相关，五脏失调都会导致阳痿。

30. 精遗勿涩泄

《景岳全书》曰："治遗精之法，凡心火甚者，当清心降火；相火盛者，当壮水滋阴；气陷者，当升举；滑泄者，当固涩；湿热相乘者，当分利；虚寒冷利者，当温补下元；元阳不足、精气两虚者，当专培根本。"

有个男患者，29岁，每三到五天都要遗精一次，有好几个月了。搞得他头也怕风，鼻也塞，手脚也凉。

老师说，年轻人，一分精神，一分事业，脑袋思想要正，身体行为也要正。别再要手淫，别再看那些不健康的影碟了。

他说，以前看，现在戒掉了。

老师说，戒掉，只是行为上有所收敛而已，但你脑子里还没完全戒清，所以顺着那惯性，精气还会继续外泄。

他问，那该怎么办？

老师说，多运动、锻炼，多读书，使精华上朝，不要白白泻掉。

他又说，我也不想，可是每三五天，它就会自动遗一次，收也收不住。

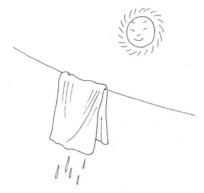

升阳除湿乃治湿郁下焦之大法也

老师叫他伸出舌头来，一看他舌体胖大，说，你这遗精既有肾阴阳两虚，精气不足，也有湿浊下注，所以治疗起来不能单纯封藏，也不能单纯地补益。你这遗精是身体在自救，遗的不全是精，还有湿浊。

然后老师便给他开桂附地黄汤加味。方药为：

桂 枝 15克	附 子 15克	熟地黄 40克	山 药 30克
枣 皮 10克	茯 苓 20克	泽 泻 20克	丹 皮 10克
白 术 20克	炒薏仁 20克	芡 实 15克	滑 石 15克
黄 芪 30克	3剂		

就按这方调了几次，遗精就好了，他再来复诊时说，我吃药后好多了，不像以前那样遗精了。

大家一看这个方子，并没有用到很多固涩的药，相反还用茯苓、泽泻、炒薏仁、滑石这些分利湿热之品，他不是精藏不住往下遗吗？怎么还给他利呢？有点想不明白。

老师说，你们去参参"精遗勿涩泄"这句话。"明得个中趣，方为医中杰"，这是李中梓说的，看到咳嗽不要一味止咳，看到遗精也不要一味去止遗。身体的疾病反应都是在自救，我们医生要能够读懂身体发出的信号。是五脏气不通，借咳嗽以宣发，还是身体湿浊郁于下焦，借遗精以排出？这些都要读懂，然后用药就能够顺其性，通因通用，而不会墨守成规，画地为牢。

◇ **参究提示**

李中梓《医宗必读》曰："见痰休治痰，见血休治血，无汗不发汗，有热莫攻热；喘生毋耗气，精遗勿涩泄，明得个中趣，方是医中杰。"

31. 脏邪还腑、阴病出阳是愈病的大方向

《黄帝内经》曰："黄疸、暴痛、癫疾、厥狂，久逆之所生也。五脏不平，六腑闭塞之所生也。头痛耳鸣，九窍不利，肠胃之所生也。"

又曰："先病而后中满者治其标，先中满而后烦心者治其本。"

有个老爷子，62岁，患冠心病多年，最近半年经常胸闷，心前区胀痛，伴心慌汗出，夜卧难安，时而头痛，眼花。他是老师的老病号了，这次又特地从外地过来调理。

老师自始至终给他用肠六味（火麻仁、猪甲、艾叶、苦参、鸡矢藤、红藤）合心三药（红参、银杏叶、红景天）、颈三药（葛根、牡蛎、黑豆）加减，调服了十几剂药，晚上不能睡变为可以睡觉了。

他老伴说，老头子回去倒头便睡，吃完药后睡得香多了。我要是有他那么能睡就好了。

老师又问他，胸还堵胀疼痛吗？

老爷子说，我在家里天天都闷胀疼痛，在你这里吃完第一次药后，这一个星期以来，都不胀痛了，心也没慌过了，所以我再远，也要坐火车过来你这里来调。现在头也清醒了，眼也没以前花了。

老师笑笑说，看来，我们走六腑的思路，还是没错的。凡有形的积滞，最大的通路就是整条消化道。我们通肠六药就专为此而设，六腑不通，五脏气机肯定会有郁结。

所以我们治病站在五脏六腑的高度上来看，患者心脏病变，我们调肠道六腑，让心脏恢复功能，减轻压力，这就是脏病治腑的道理。腑气通畅，脏气就能很好地自我恢复。这个在《伤寒论》上叫做"阴阳自和者，必自愈"。

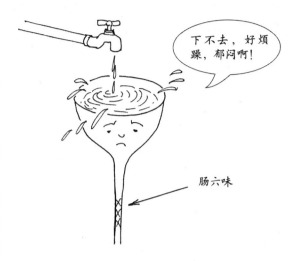

下不去，好烦躁，郁闷啊！

肠六味

老师说，你们要从阴阳的角度去参究五脏六腑，如何使五脏六腑，在大阴大阳上能相互调和？为何古籍上说"小病理气血，大病理阴阳"？为何说"脏邪还腑，阴病出阳"，就是疾病向愈的过程？

我们看人体要正常新陈代谢，不断地推陈出新，脏腑才有源源不绝的生机，我们中医治病就是调这个生机。不管什么病，都要保证五脏充实，邪浊归六腑。只有这个脏邪还腑的状态正常，人体才会很舒畅。

中医就是知常达变，以不变应万病，守住这个脏邪还腑、阴病出阳，其实就等于找到了治疗万病之源的根本。

我们回去一想，原来五脏为阴，六腑为阳。老师由调疾病推到调脏腑，再由调脏腑推到调阴阳，治疗各类疑难杂病，总是从阴阳入手思考，使阴浊降下，阳气复生，阴阳流通。

这个患者心脏不舒服，心慌多汗，通过排出大量宿积肠滞，大大减轻心脏的负担，疾病就由严重转为轻浅，身体就由不适转为轻松。这就是"脏邪还腑，阴病出阳"。

这个思想是任之堂反复实践，最宝贵的经验之一，甚至连很多狂躁症，屡治不效的顽固失眠，老师也常从六腑撤热下行的思路而治，这就是为何狂躁的患者我们用凉膈散，下通六腑，以泻代清。这样五脏中的郁结逆气，随六腑往下一撤，就都不上犯作乱了。

所以《黄帝内经》说："癫疾、厥狂，久逆之所生也。"这句话正提醒我们，凡是神志狂躁，热扰亢盛的患者，我们要注意走大道，走谷道，只要逆浊不上冲，浊阴能出下窍，无形之邪热不能与有形之积结合在一起，患者就能慢慢向好的方向恢复。

◇ **参究提示**

1. 陆九芝曰："自来神昏，皆属胃家。"可见胃病会引起心神方面的动摇。
2. 脏邪还腑，疾病才能向愈。
3. 给肠道减压，即给心脏减压，扬汤止沸，不如釜底抽薪。

32. 五脏元真通畅

《金匮要略》曰："若五脏元真通畅，人即安和，客气邪风，中人多死。"

《临证指南医案》曰："夫痛则不通，'通'字须究气血阴阳。"

《医学三字经》曰："痛则不通，气血壅滞也……通则不痛，气血调和也。"

老师常说，人之所病，不过内外，外则以风邪为百病长，内则以气为百病长。风气虽能生万物，亦能害万物。医生不过是帮患者理通五脏元真，使邪风外散而已。

十堰有个患者，男，46岁，患过敏性鼻炎多年，头痛，胸闷、胁肋胀，四肢怕冷。

老师问他，平时大便成形吗？

他说，很少有大便成形的时候，这是怎么回事呢？

老师说，你五脏阳气不够，宣通发散不出来，所以整个人没劲；阳气内陷下去，身体缺乏一股热气卫外固护，所以才容易招风感邪，怕风冷，鼻子塞。

然后老师就给他开五通汤，加了苍耳子、辛夷花、木香、香附。方药为：

麻　黄 10克	细　辛 8克	桂　枝 10克	红　参 20克
柴　胡 10克	白　芍 15克	陈　皮 8克	半　夏 10克
茯　苓 15克	白　术 15克	干　姜 10克	炙甘草 8克
枳　实 10克	厚　朴 10克	泽　泻 20克	苍耳子 15克
辛夷花 15克	木　香 15克	香　附 15克	3剂

结果患者吃完药后，反映鼻子一下子通了，头立马不痛不晕了。他是 8 月份来看病，到 9 月份秋天了，以前一入秋，冷得要加衣，现在不将风冷当成一回事了。

老师笑着说，那当然了，桂枝、麻黄、细辛、红参、干姜，就像五把火一样，往外一充，这样长期受的风寒之气，何患不散？风寒一外散，阳气升起来，清阳一出上窍，鼻为之开，脑为之通。

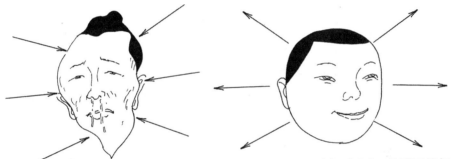

头痛怕冷，哆嗦流涕　　　　　　　五通汤疏通周身脏腑经络，并充一股阳气

气血少又闭塞如球不充气，外邪因而袭击　　气血足又通达如球充气，外邪不能侵

患者又说他吃了药后胸中很舒服，暖洋洋的，而且放了很多屁。

老师说，气从屁走，枳实、厚朴通降腹气，浊气去人当然轻松了。

患者还反映说，大便成形了。

老师说，这五通汤里含有肾着汤、二陈汤，都是排痰浊化湿的，湿气一化，大便自然成形，还有泽泻能够利尿，使郁热从小便走。

然后老师叫大家把五通汤的思路分析理顺一下，为何它能够助阳化气，排除阴浊，这里面的脉药对应是怎么对应的？为何治病要从通字立法？

我们想到，这疾病就是让人疼痛、沉重、瘀闭难受的，用药无非恢复气机通达顺畅，只有通畅人才会轻松，所以五通汤才以通字立法，但通之法各有千秋。

发汗透气可以通毛窍，疏肝解郁可以通胸胁，降浊排便可以通肠腑。调气以和血，调血以和气，可以通血脉；上逆者，使之下降，下陷者，使之上行，中结者，使之旁达，可以通上中下三焦。

所以说，如果说通只是通血脉，那就等于胶柱鼓瑟，限制了通法。人身但凡不通之处皆为病，若能令气血通到那处，病疾难生矣。所以通有大法，而无定法。如仲景用药心旨，必须五脏通畅。

我们再看这五通汤，它是怎么个通法。老师叫大家去参这其中的治法思路——风由汗散，热从尿利，气由屁走，瘀从脉通，积由肠排。

这些病理产物，都会随着人体五脏元真通畅，大气旋转，层层从上到下、从内到外、从里到表而走。所以临床上只要看到患者脉浮紧，或气机下陷，阳气发不出来而导致的各种疾病，或鼻炎，或咽炎，或胸闷，或胁胀，或腰酸，或腿沉，皆可使用五通汤以通达之。

◈ 参究提示

1. 但凡人体阳气不到之处，便生疾病。

2. 疾病疼痛是身体发出的信号，是让你去思考身体气机为什么不通畅。是劳累熬夜过度，还是情志怒火不平？

3. 从病根上去防治，才是治病必求于本的思想。

第三章

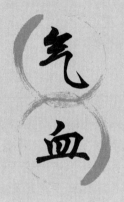

气血

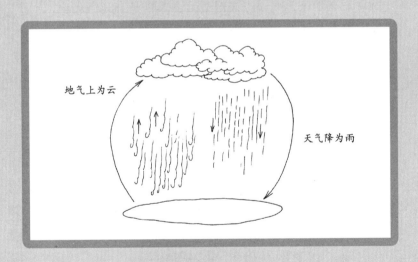

地气上为云

天气降为雨

人之有气血，如天地之有云雨。
周身之气通而不滞，血活而不瘀，
气通血活，何患疾病不除！

《黄帝内经》说，人之所有者，血与气耳。此为体也。

又说，人之血气精神者，所以奉生而周于性命者也。此为用也。

气血之于人体，如同云雨之于天，江湖之于地。

论气血必论体用，调气血必调体用，体用明，则气血之道，思过半矣。

天地云雨江河，贵在充沛，人体气血贵在充足，这是气血之体也。

天地云雨江河，贵在流动，人体气血贵在运行，这是气血之用也。

货币在流通中才会增值，气血在流通中才会不断地新陈代谢。

故气血不可一刻有住滞，如同江河不可一刻而停止一样。

凡疾病必影响气血，调气血即愈病之道。

周身之气通而不滞，血活而不凝，气通血活，何患疾病不除。

……

33. 生气是如何传变伤及五脏的

《病因赋》云："女人经水不调，皆是气逆；妇人心烦潮热，多是郁生。"

外感六淫，以风为百病之主。内伤七情，以气为百病之主，是故郁脉为众脉之首。

有个女孩子，28岁，经常腰酸腿乏力，烦躁，睡眠不好，晚上汗多，月经来时，有血块，乳房胀痛。

老师一摸到她双关脉郁便说，最近生气了没有啊？

这一语说到她心坎上去了，她说，我的职业就是有气都不能跟人发火。

原来这女孩子是做服务业的，经常面对客户，公司要求严，要把形象做好，即便有气，也不能发，久而久之，压抑在心头，所以浑身不自在，要过来找中医调调。

她问，我这月经提前、晚上汗多、平时腰酸腿乏力，是怎么回事？

老师只说了短短几个字，你这是急来的病，气的。

她又问，那我平时眼睛胀、睡不好，又是怎么回事？

老师重复道，你这双脉郁，从气得来，气郁气逆，浑身不适。

她又急着问，我这皮肤热，是怎么回事？

老师说，气郁化火，借汗孔透出来。

然后老师便给她开了丹栀逍遥散加味。方药为：

丹　皮 10克	栀　子 8克	柴　胡 10克	白　芍 30克
归　尾 15克	茯　苓 15克	白　术 15克	苍　术 10克
生　姜 15克	炙甘草 8克	玫瑰花 15克	郁　金 20克
蒲公英 30克	薄　荷 8克（后下）**3剂**		

这患者8月29日看的病，9月2日来复诊，而且还带她的同事过来。她说，大夫，吃了你的药，好很多了，人没那么烦热了，睡觉好了。

我们又问她，眼睛跟腰腿觉得怎么样？

她说，眼睛不那么胀了，腿也有力些了。

然后老师就给她守方，调她气逆跟气郁，巩固疗效。

最后，老师便跟大家解释说，外感六淫以风为百病之主，内伤七情以气为百病之主。生气等于拔肝气，你们要知道这生气会伤到什么，伤了一个肝脏后，又是如何波及其他脏腑的，只有明白气伤的传变，才能够更好地去截断扭转。

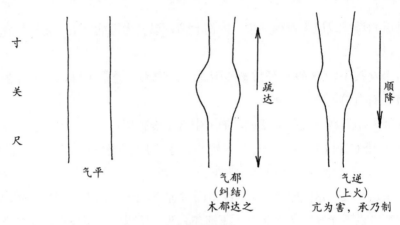

脉气变化图

那么生气是如何传变伤及五脏的呢？我们看肝郁化火伤了肾水，病变在左手脉为主，肝郁则胁胀，化火则心烦失眠，上扰于目，则眼胀。火逆则下盗肾水，人体自引肾水以救心火。长此以往，肾水亏耗，则腰酸乏力。

同时木能克土，长期生气的人，脾胃消化功能会下降，容易腹胀泄泻，反酸，口苦。本来金是克木的，但气郁化火，木火会反过来刑金。所以长期生气的人会导致肺气不顺、痰饮不降等病症。

所以别小看一个肝郁气逆，它一下子就牵连到上下脏腑，周身百脉。女人经水不调、心烦、失眠、潮热、盗汗，大都跟这个病机分不开。

老师说，你们回去要好好参究"气郁"跟"气逆"。参一下，为何朱丹溪提到"气血冲和，百病不生，一有拂郁，诸疾生焉"？好好参一下，为何古人说"百病皆生于气"？再去参参为何《黄帝内经》说"怒则气上""气血并走于上"？为何古人说"肝为五脏六腑之贼"？

参透了这些，不单妇人疾病，还有高血压、心脏病、颈椎病等，这些常见病的治疗，都有思路了。人要是能够不生气，很多病根本生不起来，生病跟生气在一定程度上，它们关系密切得很呐。

◇ **参究提示**

1. 脉象之首脉为郁脉。
2. 郁怒日久，肝木下盗肾水，上烧心火。
3. 肝开窍于目，肾主腰膝。
4. 解开肝中郁结，导怒火下行，是气郁气逆的治疗大法。

34. 从十字路口交通堵塞看逍遥散治肝气郁结

《医贯》曰："以一方治其木郁而诸郁皆因而愈。一方者何？逍遥散是也。方中惟柴胡、薄荷最妙。"

有个女患者，42岁，胸闷胁胀，感到气堵心慌两个月，严重的时候，夜不能寐，饮食无味。

她问老师，这是为何？

老师先看了她的手指甲，涂满了指甲油。

老师说，你回去把这些指甲油洗掉，以后别涂了。这头痛，甲状腺、咽喉不适，乳腺问题，还有妇人子宫、附件的疾病，这一整条线下来，都跟肝密切相关。这指甲是肝透气的窗口，人体的郁气都透不出的话，憋在哪儿，哪儿就出问题，憋久了，搞得人心烦气躁，老爱发火。

她点了点头说，是啊，是啊，大夫，我这几年就老爱发火。

老师说，要少生气，气是惹病秧苗。你心中开阔，血脉就开阔，你小气闭塞，血脉就不通。心狭窄，气就收紧，气一收紧，痰浊就堵在那儿；心

83

开朗，气就宽阔，气宽阔，痰浊就很快排走。这一口痰浊堵哪哪坏事，长期堵在心胸，会出大问题的。

然后老师就给她开逍遥散加郁三药（香附、玫瑰花、郁金）。

患者吃完3剂药后，再来复诊时反映，心不慌堵了。她说，大夫，吃了你这药，这气顺了很多。

老师便提到为何逍遥散里柴胡、薄荷两味药很妙。柴胡解郁达表，具足少阳春生之性，助肝疏泄条达，薄荷疏散郁热于外。这两味药，就像把密闭居室的窗户打开，让内外气机对流，凉风进来，闷胀之气散开。所以心开意解，不再心慌气堵。

然后老师就叫大家去参逍遥散的组方道理。去参为何"凡郁皆出于中焦"？为何城市中心容易堵车，十字路口容易塞车？为何逍遥散能治疗郁脉郁病？郁脉郁病有哪些表现？根源在哪里？

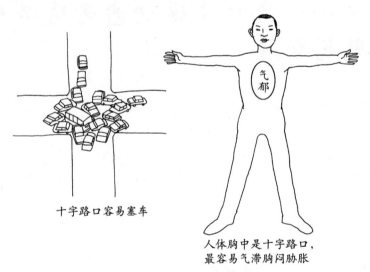

十字路口容易塞车

人体胸中是十字路口，
最容易气滞胸闷胁胀

人体最容易气郁的地方在哪里？

原来你把双手平举，双腿站直，这样人就像一个十字架，十字架里面连通上下左右的地方就在胸部，这胸部就是人体的十字路口。在城市里，十字路口最多交警、红绿灯、斑马线，以协调南来北往的车辆人流。而在人体胸部也最多血管、淋巴，颈部有，腋下有，胸腔有，以协调上下左右气机升降出入。

逍遥散能够治疗郁脉郁病，是取它顺其性的作用。人每生一场气，经脉就会瘀堵错乱，甚至岔气，如同城市里面出现一起交通事故一样。你别小看交通事故，它有可能引起连环撞车事件，甚至让整个道路交通暂时瘫痪。同样的，你也别小看一次生气，郁结可能会引起五脏气血不通。

我们要把逍遥散用活，就要看到逍遥散不独疏泄肝内气机，它能够通过疏肝疏泄五脏六腑气机。肝能疏泄五脏六腑之气机，就像我们提到脾主肌肉，不独主肚子里的肌肉，五脏六腑四肢百骸的肌肉，脾都能主。所以肌肉病变，必寻到脾中。气机郁塞，还归于肝治。

一定程度上可以这样理解逍遥散，它能够管理调节周身循环使之正常有序。当然，除了口服逍遥散，心理行为上还要配合好，把心胸放开阔，人体才能乐逍遥起来。不然口服而心不行，亦难真逍遥矣。

◇ **参究提示**

1. 凡郁皆出于中焦。
2. 肝能疏泄周身五脏六腑气机。
3. 逍遥散是解郁基础方，能管理调节人体气机，使之有序运行。

35. 从风筝断线、火山爆发看气血并走于上

《黄帝内经》曰："血之与气并走于上，则为大厥。厥则暴死。气复反则生，不反则死。"

有个患者，男，五十多岁，高血压多年，最近头晕加重，上下楼梯膝盖痛，晚上也心烦难眠。

老师一摸完他的脉便说，这个脉是典型的上越脉，你们好好体会一下。

患者问，什么叫做上越脉？

老师说，上越，就是气血并走于上。摸到这种脉，患者通常是心烦躁，脑子静不下来，容易出现血压高，如果是老年人，就容易中风。

　　如果患者由气逆化为火，我们就不能单降他的气。气逆像风筝飘太高之象，而化火后却如同火山爆发之象。如果说风筝高飘是春天之象，那火山爆发就如同夏天之象。春天之象可以靠秋收来对治，夏天之象可以靠冬藏来调理。这种患者大多表现为面红目赤，肝阳上亢，所以用到龙骨、牡蛎、磁石、龟板，来制造一个冬天封藏之象，使气火不上攻，人心就平静了。

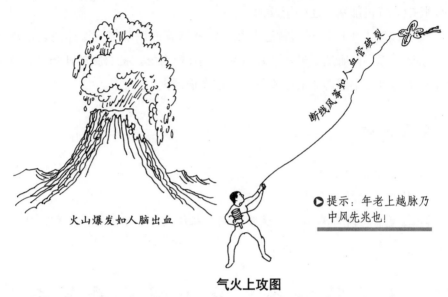

火山爆发如人脑出血

断线风筝如人血管破裂

▶提示：年老上越脉乃中风先兆也！

气火上攻图

　　患者又问，我就是高血压！那该怎么办呢？

　　老师笑笑说，凡事要看开一点，少跟老板生气，你只要不气，这血压就不往上飙。还有吃饭吃清淡一点，肥甘厚腻生痰湿，痰湿一多，你再发几次脾气，把这些痰啊，湿啊，带到心脏脑部去，那就是大问题。

　　患者点了点头说，那我膝盖痛，上下楼梯不如以前利索是怎么回事？

　　老师说，同样的道理，上实则下虚，你气血长期往上走，下面就显得不足。腿脚没劲，乏力，不爱走路，这些都是长期气血往上冲的结果。你回去适当每天做做金鸡独立，对你头晕、脚下没力，都管用。

　　然后老师就给患者开黄连温胆汤加味。方药为：

黄　连 5克	黄　芩 10克	枳　实 10克	竹　茹 20克
陈　皮 8克	半　夏 20克	茯　苓 20克	炙甘草 8克
龙　骨 20克	牡　蛎 20克	穿破石 40克	丹　参 20克 3剂

结果，患者吃完药后复诊，高兴地说，大夫，我这头晕好多了。上下楼梯膝盖没那么痛了，晚上也比以前睡得好，没那么大火了。

老师就对大家说，对于这种气血并走于上的患者，上实而下虚，我们要把气血引下来，这气血只要一下来，身体就好些了，如果不下来，补再多都没用，而且很危险。

你们要好好参这上越脉，患者为什么会脉上越，是中焦郁堵，痰多，饮食没忌口，还是思虑过度，脑袋静不下来，脾气大？或者是下面亏虚导致吸纳之力不足？上越的脉势会导致哪些严重的疾病，导致哪些常见的疑难病？为何中风、失眠、头晕，以及腰酸、膝盖痛、脚冰凉、上下楼梯乏力，这些症状可以统在一起来治？

你们可以想想风筝断线、火山爆发的情景，由此去思考人体中风、脑出血、血管破裂、心肌梗死是如何发生的。风筝需要一个下拉的力才不会飘走，想想怎么把风筝往下收？看看这方子里面，为何用到龙骨、牡蛎这组药对？

人体气血升发得太过，脑部血管就会充血，而血管的韧性会随着年龄的增加而变差。一旦血管伸张性没那么好甚至血脉硬化，这时并走于上的气血，就好像吹气球时充气一样，不断给血管充血，当到了极限血管就会像气球爆炸一样破裂。

所以中医能够见微知著，碰到患者双脉上越，太阳穴容易发胀，容易耳鸣，头眩晕时，就要知道应该引气血下行。中老年人摸到上越脉并不是好事，它提示一旦发病，往往都是急症。这时要多收心养性，如同把风筝收下来一点，不要让它飘得太厉害。因为飘太高的风筝容易断线，正如气血上冲得太厉害血管容易破裂一样。

◇ 参究提示

1. 上越脉势提示气血上冲于脑。

2. 气血上走，心就静不下来。

3. 气血上冲造成的下虚，要调整身体气血对流，把上越之势引下来，气沉丹田腰脚，上面就不烦热，下面就有力。

36．杯中窥垢见治瘤大法

《圣济总录》曰："瘤之为义，留滞而不去也，气血流行不失其常，则形体和平，无或余赘，及郁结壅塞，则乘虚投隙，瘤所以生。"

常用的杯子无垢底，常流的活水没有积聚，身体有癥瘤是因为气血长期不流畅。

有个女患者，四十多岁，患子宫肌瘤，医院建议做手术，她想试试中医治疗。

找到任之堂来，老师一把完脉后说，关尺郁滑，舌下静脉曲张，下焦水瘀互结，用什么方呢？

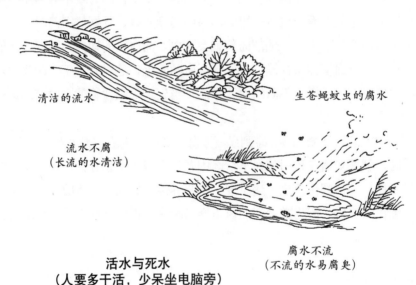

清洁的流水

生苍蝇蚊虫的腐水

流水不腐
（长流的水清洁）

腐水不流
（不流的水易腐臭）

活水与死水
（人要多干活，少呆坐电脑旁）

我们马上想到当归芍药散。

老师点了点头说，没错，《金匮要略》上说："妇人腹中诸疾痛，当归芍药散主之。"

患者问，我这子宫肌瘤是怎么回事？

老师说，女性很多爱漂亮，穿裙子，来月经的时候，没注意保暖，风寒直入子宫，寒主收引，气血瘀在那儿，排不干净，久而久之，痰湿水饮，都留结在那里。

她又问，这子宫肌瘤能不能治？

老师说，试试看吧，瘤者留也，气血留结在一处，壅堵不通，便容易长包块结节。中医治疗不外乎就是让留滞的气血活动起来。

然后老师又合用少腹逐瘀汤，用合方治疑难病的思路，给患者调了四次方子。患者要回外地去时，做了个检查，发现子宫肌瘤由5.7厘米消减到4.8厘米，足足消了1厘米，然后带药回去服用。

患者又问老师，回去要注意什么？

老师说，现在很多人生病，都是闲出来的，要多运动，你能动了，子宫气血自然就活跃，你要是慵懒得像一坨痰，气血自然走不动，走不动堆在局部，那就是囊肿肌瘤。这疾病就是提示你要去多运动。

《吕氏春秋》曰，流水不腐，户枢不蠹，动也。形体亦然。形不动则精不流，精不流则气郁。百病皆生于气郁，气机郁在那里，气血走不动，堆在那里，说白了，就是一团垃圾。

老师说，冰冻三尺，非一日之寒。病去如抽丝，凡肿瘤积块，消起来，时间都会长一些。你们回去要参这瘤是怎么形成的，为何张仲景用当归芍药散，可以治疗妇人腹中各种积痛？为何妇人少腹部积块，大都是水跟血互结？为何囊肿肌瘤都要活血利水？为何说"至虚之处，便是容邪之所"？（这就是为何消瘤过程当中，我们要注重加入一两味扶正气的药的道理。）

朱熹诗曰：

半亩方塘一鉴开，天光云影共徘徊。

问渠哪得清如许，为有源头活水来。

你能从中领悟到推陈出新对身体的重要性吗？

中医见瘤不治瘤，治的是气血。瘤有千般万种，不离气滞血瘀之一端。中医是知常达变，守不变之气血流通，而治万变之癌瘤。

我们发现桌前常用的杯子，常饮水常新。一旦一段时间不用它了，杯中的水就变质，杯底垢积就开始停留。从杯中窥垢里头，你能否参究到治瘤大法呢？

人体和杯子是一样的，要保持常新常清，怎么能少得了常用常通呢？所以古人不怕癌瘤，怕的是气血不和，气血泰和，则肿瘤包块，大者化小，小者化了。在中医看来，关注癌瘤，不如关注推陈出新。

◇ 参究提示

1. 气血贵通。
2. 万物生于有，有生于无，无形气机郁滞在前，有形积块生长在后。
3. 虚则留瘀，如同河流流速变缓，泥沙就容易沉积，虚人连放个屁都费劲。

37. 水库积水与妇人积液包块

《金匮要略》曰："妇人腹中诸疾痛，当归芍药散主之。"
又曰："血不利则为水。"

十堰当地有个患者，女，41岁，她第一次来看病时就是捂着肚子来的，说腹中痛得难受。

老师叫她伸出舌头来，舌苔水滑，舌下静脉曲张，又摸了摸脉，关尺部郁滑，然后问患者，手脚怕不怕凉，患者手脚并没有明显怕冷状态。

老师说，这个腹中痛，是有水瘀结在那里。身体阳气还足够，不至于亏虚那么厉害，所以我们直接给她疏通攻邪，用什么方子呢？

我们立即想到当归芍药散。

老师说，没错，妇人腹中诸疾痛，当归芍药散主之，用原方，重用白芍缓急止痛。方药为：

当 归 10克	川 芎 15克	白 芍 30克	茯 苓 20克
泽 泻 15克	白 术 15克	3剂	

结果患者才吃完第一剂药，腹中就不痛了。就这经方的六味药，她看了后还嫌少，为何给别人都开了十几味药，就只给她开六味药？

老师便说，经方果然经得起反复考验。为何妇人的杂病，下焦瘀总是水跟血互结呢？这当归芍药散六味药里面，哪三味药是调血，哪三味药是治水的呢？

为何血活了，舌头水滑、水湿留滞现象就减轻？为何水道通利了，血液循环就好，舌下静脉曲张症状就减轻？为何上焦胸肺部大都是痰气为病，而下焦腰腹部大都是血水为病？血不利则为水，对于治疗妇人子宫肌瘤、卵巢囊肿、盆腔积液，有何指导意义？

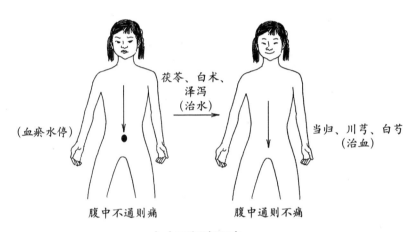

血水下行腹不痛

我们看水库是怎么形成的，你到下游把堤坝一堵上，水的循环一中断，积水便为库。所以对人体而言，一旦血脉堵塞，局部就容易有积液水肿。好比舌下静脉曲张，出现舌苔水滑之象时，就说明开始有水饮了。这时通过疏通血脉，水饮也就利下去了，水滑苔也就消失了。这就像把堵塞在下游的堤坝一打开，水库的积水就消失了。

我们看女性盆腔积液、卵巢囊肿，说白了就是一包水在那里堵住才会痛。中医治水先要治水道血道，把水道血道沟渠一疏通，血脉一活跃，不治水而水自治。这也是活血化瘀法的精髓所在。

所以古人说，久病不治，多是水瘀作怪。水瘀治不好，大都是不善于去用活血行水的药。

◈ **参究提示**

1. 不通则痛。
2. 血瘀水停，互相影响。
3. 女人以肝为先天，以血为用。
4. 积之所生，因寒而生。
5. 见积不治积，治气血。

38. 从云开雾散见苍天领悟气行结散

《黄帝内经》曰："结者散之。"
又曰："若风之吹云，明乎，若见苍天。"
《伤寒论》曰："大气一转，其气乃散。"

天空中乌云密布，风过来吹开云，就可以看见苍天。人胸中乃至周身有瘀积，行气药到那里，结者自然消散。

学生问，常见的乳腺增生怎么治？

老师说，你先要取象，未议药，先议病，不要一下子想到用什么特效药来治病，要先想这病是怎么形成的，它这个象是什么？当你把这个病的来龙搞清楚后，它的去路也好解决了。

学生们说，这乳腺是一个结块，阻在肝胃经，胸中闷胀不通。

老师笑着说，那结者怎么办？

学生们说，结者散之。

老师说，没错，那你就直接打散它。这些乳腺增生的妇人，大都是七情郁结所致，怒则气上，思则气结，先伤了无形气，后再形成有形结。所以我们要让它回归于无形，还是要用气药把它们打散开来。

你们想想，为何一味橘叶研粉，和蜂蜜做成丸子治乳腺增生就管用？为何这乳腺增生常用古方逍遥散合橘三味（橘叶、橘络、橘核）就有效？

大家都去参橘叶、橘络、橘核的功用。

这肝经气结，影响面很广，我们看肝经能上达巅顶，下至脚底，旁通胸胁，下络阴器。有句话叫"妇人以肝为先天"，因为肝的疏泄气机功能失调了，不仅两乳胸胁会胀痛，就连头部、少腹都会不舒服。当气滞跟痰饮瘀血相结合时，就容易导致乳癖、瘿瘤、梅核气、卵巢囊肿、子宫肌瘤等病症，所以在治疗上，我们要透过这些表面复杂的现象，直接看到核心的肝木气机调畅失常。

《知医必辨》曰："五脏之病，肝气居多，而妇人尤甚，治病能治肝气，则思过半矣。"

那么如何把郁结在中焦胸胁乳腺的气结通开呢？不外乎向上向下跟向旁边散开。这时我们再看乳腺三药，思路就清晰了。

橘叶，本乎天者亲上。橘叶四散往上生长，摘下来，拿到鼻子下一闻，芳香窜动之气沁人心脾。这橘叶是直接把郁结往上往外打散开。

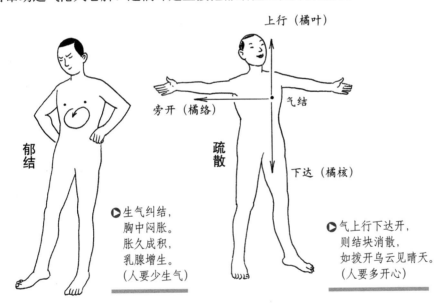

上行（橘叶）

旁开（橘络）　气结

下达（橘核）

郁结

疏散

▶ 生气纠结，
胸中闷胀。
胀久成积，
乳腺增生。
（人要少生气）

▶ 气上行下达开，
则结块消散，
如拨开乌云见晴天。
（人要多开心）

而橘络善通人体三焦络脉，尤其善于通达胸胁周围郁气。

橘核质重，往下掉，本乎地者亲下。这橘核它最终长成一个橘子或一棵橘子树，就如同人的睾丸，乃为传宗接代的根本。中医就认为橘核能通少腹睾丸周围的气，非独橘核，荔枝核、龙眼核、山楂核亦可也。所以橘核善治疗气聚在少腹，膀胱气冷或疝气腰痛，它以其质重之力直入下焦。故而同仁堂有个茴香橘核丸，就是治疗寒疝睾丸痛的。

这样三味药，一上一中一下，使肝经郁结于胸中之状立即为之解除，脉象不郁，乳腺增生也随之消散。

老师又叫大家参参，为何妇人病中气药用得多？

第一，妇人本身属于阴，男人属阳，阴在内，阳在外，妇人相对男人来说少动些，动则气散，静则气收，气收得太厉害，就容易成聚结。

第二，妇人相对男子来说，更多情绪波动，喜怒悲忧，更容易纠结于心。

所以懂得了治肝治郁之法，不仅会治乳腺增生，妇人的大部分气病都能治了。你们可以好好去参一下气药云集之方——十六味流气饮。

这里顺便介绍一下苏忠德老医师的十六味流气饮，这方专从调气层面治疗周身上下一切肿块，善用者神效无比。凡身体气滞血瘀、水停，周身上下郁塞不通，皆可用之。自古以来，十六味流气饮就有许多个版本，为什么叫流气，就是让周身气机顺畅流动起来。凡积滞肿块，气血流动所过者化，之所以会有积滞肿块就是因为气血长期不能通利流动所致。周身气通血活，何患积聚不化。

这方歌就只有两句话，即：三物二陈苏芪防，槟枳乌桔青木香。

三物就是指四物汤去熟地黄，以其碍腻滞涩气机故也。三物即川芎、赤芍、当归。二陈即二陈汤，陈皮、法半夏、茯苓、甘草。余药分别为：

苏叶、防风、黄芪、槟榔、枳实、乌药、桔梗、青皮、木香。

这是中医理气派的基本用药思路。在民间，理气派的郎中也是非常多的。

◇ 参究提示

1. 肝病最杂而治法最广。

2. 思则气结，怒则气上。

3. 妇人肝郁，既要养肝真，也要顺肝性。

4. 肝体阴而用阳。

5. 逍遥散是补肝体、助肝用的代表方。

39. 吹口哨与耳鸣

《素问玄机原病式》曰："目郁则不能视色，耳郁则不能听声，鼻郁则不能闻香臭，舌郁则不能知味。"

从吹口哨可以看出气息急速通过狭窄的孔窍，就会鸣响。而人脾气急，加上耳窍或者鼻窍被痰湿堵住，就会耳鸣，或者产生鼻息音。所以治疗上一要让气急变缓，二要把狭窄的孔道疏通变大。

十堰当地有个患者，女，四十来岁，最近一周听力减退，耳鸣加重，伴头痛。

老师摸完脉后，不问她哪里不舒服，首先问她，最近是不是吵架生气啦？

她笑了笑说，是啊，哪有不吵架生气的。只是为何我这耳朵在吵架生气过后，就鸣得厉害？

老师说，这好解释，肝胆气机不通，左关脉弦硬。肝乃风火之脏，一怒气机上越，把脾胃中的痰湿，都带到头面上来，降不下去。你会发现，跟别人生气吵架一次，几天气都不顺。这些痰湿瘀堵在耳窍周围，就容易耳背耳鸣，偏头痛。

她点头说，我明白了，我的头痛就是吵架的时候加重的。

然后老师就给她开通气散加胸三药（枳壳、桔梗、木香）加味。方药为：

香 附 10克	川 芎 10克	柴 胡 10克	枳 壳 10克
桔 梗 10克	木 香 15克	蔓荆子 30克	珠子参 10克
生甘草 8克	3剂		

患者吃完药后来复诊，说，大夫，我这耳鸣好多了，头也不怎么痛了，还要不要再吃些药？

老师笑着说，只要以后不生气，那就不用吃药了。

她也笑了，人哪有不气的？

老师说，百病皆生于气，生气是最划不来的事，既要花钱，还要尝药苦，还要找病受，你说是不是？

然后，老师叫大家回去看《医林改错》，说里面有个通气散，让大家参参为何这通气散全是疏肝理气的药，却能够治疗耳鸣耳背？为何生气肝胆不利，会加重耳鸣耳背？人体胆经是怎么循行的，跟耳朵有什么关系？为何常发脾气的人，特别要注意少吃鸡蛋？

大家回去一想，再看老师这个方子，发现这汤方是一派顺其性的，完全是疏通的药。老师以前曾做比喻，张开嘴巴吹不出口哨，只有把嘴抿得细细的，才能吹出声音，才会发出鸣响。人体耳窍也一样，气血循环受阻，不平则鸣，通过疏肝理气，改善耳窍气血循环，就像张开嘴巴，再怎么吹也吹不出声音来。

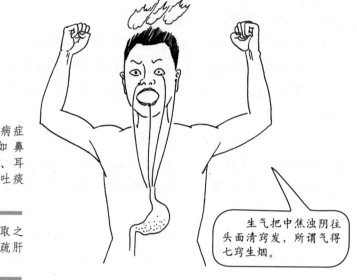

▶ 生气所致病症繁杂，如鼻塞、眼花、耳鸣、口中吐痰泛浊。

▶ 病在上，取之下，还是疏肝顺气而愈。

生气把中焦浊阴往头面清窍发，所谓气得七窍生烟。

百病皆生于气

气流只有通过狭小的地方才会发出响声，人体心胸长期狭窄不开阔，经脉就拘束，痰湿容易被气火带到耳窍去，造成拥堵状态就会耳鸣耳背，老年人甚至还耳聋。所以这类患者，心胸要放开阔一些，我们用药选用顺其性的药物，道理也是帮他打开心胸。

我们再看听力减退，听不清楚，这道理也简单，就好像我们在诊所里向外面喊患者，中间那道门是通开的，患者一下子就听到了，很快就进来；但当我们把门关上了，同样喊患者，声音不能传出去，患者自然听不到，不能进来。可见耳背耳闭，甚至耳聋这种现象，就好比耳窍被痰浊瘀血阻闭住了，该通开的门户被关上了。

就像你隔着一座大山，拼命地喊，山那边的人怎么能听到。当你在空阔的原野上喊时，数百米以外的人都可以听到。这就说明耳窍乃至七窍这些上面的清窍，属于清阳发出的地方，受不得浊阴干扰，不能被痰浊瘀血所阻闭。

我们用药思路就要以顺其性，疏通气机为主。稍佐以养其真，不然的话，即便给他补，但窍闭住了，经脉不通，也补不到位。

这时，大家就想通为何浊阴被风火带至头面清窍时，患者一定要少吃鸡蛋，因为鸡蛋容易阻滞胆经，胆经循行正好是环耳周，入耳窍，出耳前的。

◇◇ **参究提示**

1. 少阳胆经环绕耳窍。

2. 生气能够把痰浊带上清窍，蒙蔽七窍。

3. 行气解郁令经脉疏通，浊阴下降，自然出下窍。

4. 万病皆分虚实，耳鸣亦不例外。实则常在肝胆，肝胆气机不通；虚则常在腰肾，腰肾精血不足。

40. 肥三药与压气饭

《丹溪心法》云："气血冲和，万病不生。一有怫郁，诸疾生焉。故人身诸病，多生于郁。苍术、抚芎总解诸郁，随证加入诸药。凡郁皆在中焦，以苍术、抚芎开其气以升之。假如食在气上，提其气则食自降矣！"

又云："郁者，结聚而不得发越也。当升者不得升，当降者不得降，当变化者不得变化，此为传化失常，六郁之病见矣！"

脂肪肝不独治脂肪，更要治肝。肥胖不独治肥肉，更要治脾脏。患者双关郁的，要肝胆脾胃，中焦气机并调。

十堰当地有个女患者，是老师的老病号了，四十来岁，她说她是中医的粉丝、爱好者，因为中医帮她治好了病，从此中医成为她人生最大的保险。

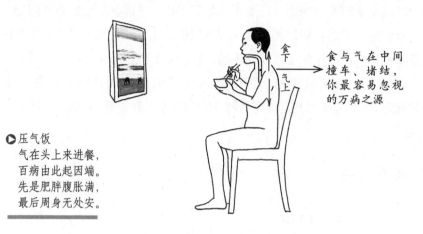

食下气上

食与气在中间撞车、堵结，你最容易忽视的万病之源

▶ 压气饭
气在头上来进餐，
百病由此起因端。
先是肥胖腹胀满，
最后周身无处安。

食不言、食不气、食不看电视

与其说她是中医的粉丝，不如说是疗效的粉丝。不管是什么医学，只要有疗效，有助于人类健康，都有人忠实地去追随的。这也是中医这株古树能万古长青的道理。

这女患者来任之堂说自己口苦咽干，不爱吃饭，快一周了，人没精神。

老师问她，最近是不是老生气啊，你这是胆火上扰。

她点了点头说，大夫，我还想减肥，自从吃了减肥茶，就不爱吃饭了。

老师说，你吃的那是寒凉泻下作用的减肥茶，伤了胃气，胃不通降，整个肝胆气机都不利，再加上你生气，肝胃一不和，口苦咽干没胃口就来了。所以肥人想减肥，不能轻易服用泻火的药，越泻火越没劲。

古人说，肥人之身，以火为宝，瘦人之身，以湿为宝。故肥人不耐清凉泻火，瘦人不耐温补助阳。

老师摸完她的脉后，就给她开小柴胡汤合胸三药（枳壳、桔梗、木香）跟肥三药（苍术、川芎、鸡矢藤）。3剂。

她吃完药，回来复诊，说口苦咽干症状解除了，胃口也开了，小肚子下面明显觉得没有以前的胀堵之感了。她跟老师说，我吃了你这药，放了好多屁啊。

老师说，生气就要放屁，如果不把气理顺通过放屁排走的话，这气憋久了是要出大问题的。

她又问，为何我老想减肥但是减不下来呢？

老师说，减肥不是靠喝减肥茶，是要靠减气减欲望。减气就要少生气，减欲望就要少吃。来源如果不杜绝，只想去搞去路，都是在瞎折腾。

她点了点头又问，为何我过一段时间就要没胃口，胸中堵得慌，肚子胀气，但吃了你这药后就顺了？

老师说，你这肥胖，不是简单的脂肪堆积，也不是简单的水湿内停，而是跟你生气分不开。农村叫做吃了"压气饭"。

什么是压气饭呢？患者有些不解地问。

老师便解释道，就是说你正在气头上，又去吃饭，气本来往上走，饭是要往下行，两者交结在一处，无形之气跟有形的食物搏结在一起，立马梗堵在那里。当升得不得升，当降不得降，当变化不得变化，这样六腑传导失常，五脏条达不畅，各种病就出来了。

你这不想吃饭、口苦咽干还是小事，还可能会出现乳房胀痛、慢性咽炎、食道炎，咽喉中老觉得有股气在那里吞不下，吐不出，浑身不自在，这问题越来越多。

她点了点头说，对对对，大夫，我就是这样的。

老师说完，递给她一本《化性谈》，说，回去把这本书好好看看。长期生气吃压气饭，到老了，就容易得食道癌，死就死在这上面，要注意改改自己的脾气了。

她听后点了点头。

然后学生们就疑惑地问，为何老师常用这肥三药——苍术、川芎、鸡矢藤来帮患者减肥，疏通气机呢？

老师说，患者这种肥胖，很多不单纯是肠胃问题。肠胃问题，一味鸡矢藤就搞定了，疾病之所以复杂，常跟患者生气分不开。若摸脉摸到单纯右关郁滞的患者，就用苍术、鸡矢藤两味药，就能很好帮其疏通脾肠大腹气机，排出黑色大便，身轻腿健，肠通一身轻。这两味药是常用的肥二药。

但当摸到患者双关脉都郁，左关还弦紧硬时，说明这患者不仅有右边的脾滞肠阻，还有左边的肝气郁滞板结。这种患者常是气在头上，又把饭往下吃。气跟食相搏结，气想要往上走，食物却把它往下压，这个就叫做压气饭。这时就要再加一味川芎，把郁滞气血疏达开来。

所以你们回去要好好参一下，吃了压气饭后为何人周身都不舒服？何以我们用肥三药仅三味药就能够治这种最常见的压气饭导致的疾病？

这时我们想到了老师常讲欲升先降，欲降先升的道理，马上就明白了肥三药的药阵理法。原来患者双关郁，郁在中焦。脾当升不能升，肝当条达不能条达，肠胃当降不得降。

这时苍术、川芎，一个开右路脾之气，一个开左路肝之气，升肝运脾；鸡矢藤通降胃肠之气。这样对于压气饭造成的食在气上，欲降其食，先提其气，把左右两边肝脾之气往上提，中间肠道的食物糟粕自然往下降。所以患者常在服药后，放屁连连，排出黑便，肚子没那么满胀、绷紧，能够松通、舒畅。

◇ **参究提示**

1. 一切有形的积滞肥胖都是阴成形的产物。

2. 减肥不是去减身上的肉，而是改善身体气血流通，促进气化周身痰浊瘀血水湿。

3. 一味吃泻火通便的减肥茶，最后人会越来越没劲，越来越累，因为伤了阳气。

41. 治痹不忘虚

费伯雄曰："风痹者，血不荣筋，风入节络，当以养血为第一，通络次之，祛风又次之。若不补血而先事搜风，营益燥而筋益拘挛，殊非治法。先用大剂补血祛风，后即加入参、苓、白术以补气分，营卫平调，方无偏胜之患。"

虚劳会造成血痹，这是张仲景很早就提出来的，所以《金匮要略》里有一篇叫做"血痹虚劳病脉证并治"。仲景把虚劳跟血痹相提并论，是告诉我们，气血不足时，血脉会痹阻不通。血脉痹阻不通，日久也会加重气血亏虚。

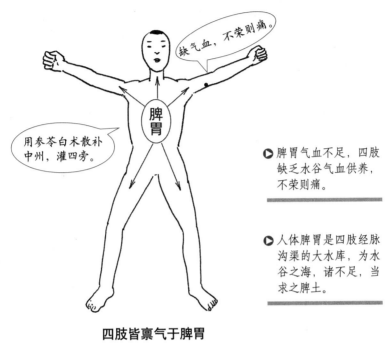

脾胃气血不足，四肢缺乏水谷气血供养，不荣则痛。

缺气血，不荣则痛。

用参苓白术散补中州，灌四旁。

人体脾胃是四肢经脉沟渠的大水库，为水谷之海，诸不足，当求之脾土。

四肢皆禀气于脾胃

所以治痹症，不能只看到表面的不通则痛，要看到里面有气血不足。但现在常规治痹痛都是以通为主，而忘了托补气血。投用风药偏燥，有时反而加重痹痛。

任之堂最常用的通补气血三药，专治气血不足，血脉不通引起的痹痛，就是黄芪、当归、鸡血藤。这三味药的设计就是兼顾虚劳跟血脉不通两大病机的。只有真正把不荣与不通两方面解决好，痹痛才会好起来。

有位女患者，肩痹痛，转动不利。

老师先给她用疏通之法，又辅以按摩，稍缓解，复而又痛。老师遂想到不荣则痛的道理，便让她服参苓白术散。服后，随即不痛。这参苓白术散，方书上说它可以治肩周痹痛，但何以见效？颇令人难解。

有一次，老师感冒用大发汗之法，风寒祛除后，独留肩痹痛，老师便用神灯烤，初能缓解，后复痛作，然后再用苍术这些发汗运脾透气的药，想不到服用后，痛还增加。

于是老师立马想到，这痛的背后是虚，不通的背后，是不荣。如果血脉不充实，再怎么去调气血，疏通经络，都不可能真正通起来。如果血脉气血充足，如同河道水足，自然水到渠成，不需要去特别疏导。于是再用参苓白术散，也是一服痛解，二服痛愈。

老师便叫大家去参，何以补脾胃气血的参苓白术散，能够治肩痹痛？何以古人说，治风要先治血？何以肩周炎的患者，大都发生在四五十岁这个年龄阶段？何以古方治痹痛的三痹汤、独活寄生汤、大防风汤等，都以补益气血养其真为主，稍加以顺其性，透邪外出，而不是见痹止痹，见痹通脉？

原来脾能够旺四肢，乃气血生化之源。大凡四五十岁之人，身体已走下坡路，首先下坡的便是气血，气血不旺，上养不足，像头晕、眼花、耳鸣、肩背凉痛等常见杂症纷纷都来了。所以这时必先看到人的体质，然后再去调病。

所以张锡纯说："从来治腿疼臂疼者，多责之风寒湿痹，或血瘀、气滞、痰涎凝滞。不知人身之气化壮旺流行，而周身痹者、瘀者、滞者，不治自愈……故凡遇腿疼、臂疼，历久调治不愈者，补其元气以疏通之，数载沉疴，亦可随手奏效也。"

◈ 参究提示

1. 不荣则痛。
2. 诸气血不足者，当寻到脾胃中去。
3. 脾胃为气血生化之源。
4. 脾旺四肢。
5. 补中州，灌四旁。

42. 劳力过度伤什么

《黄帝内经》曰："人饮食、劳倦即伤脾。"
又曰："劳则气耗。"

有个老爷子，退休后，人老觉得疲惫乏力，不想说话，上下楼梯腿没劲，记忆力减退，尿频急。

老师摸完脉后说，舌体胖大，属脾虚，双脉下陷，气血往下陷，脑袋缺氧，不想动，少气懒言，这是气血并走于下，该升升不起来。

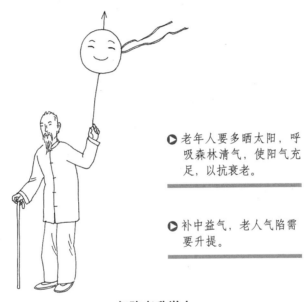

▶ 老年人要多晒太阳，呼吸森林清气，使阳气充足，以抗衰老。

▶ 补中益气，老人气陷需要升提。

气陷者升举之

原来这老爷子，年轻时都是干重体力活的，经常肩膀扛物，下肢负累，这种情况在老一辈人身体上尤为常见。

老师便问大家，劳力过度伤什么？

大家想到《黄帝内经》说的，饮食过度，劳倦过度，直接伤的就是脾啊。

老师说没错，脾主升清，主运化，开窍于口。临床上经常可以看到，中老年人，特别是体力劳动过度的，容易倦怠乏力，尿频尿急，不想多说话，人很困倦，这就是长期过度体力劳动伤了脾的缘故。

那该怎么治？脉都往下陷，下陷者，升举之，气血并走于下者，我们就提拔之。开了几剂补中益气汤，老爷子吃了尿频就好转，复诊时走路过来任之堂，说没有以前那么累了，人有劲些了。

气血下陷，把气血提拔起来，就能够直接改善病症。我们想起以前李可老中医在20世纪五六十年代，以善用补中益气汤化裁治疗各种内科杂病而出名。

李老说，不是补中益气汤能够治疗数十种疾病，而是患这些疾病的劳苦大众，大都劳动过度，耗伤了脾气，导致中气亏虚。补中益气汤裨益提拔中气，使其病自愈。

这就是善于辨证论治的中医，辨的是整个时代人的普遍体质，普遍的生活劳动习惯——在20世纪五六十年代，人们普遍缺乏食物，而劳动量又大，最容易造成中焦脾虚的病机。

《阴符经》上说："动其机，万化安。"抓住这个大病机，治一种病是这样治，治百种病也是这样治，只要气血并走于下，整个脉势下陷下去，用补中益气汤升提之，就能收到好的效果。不管是尿频少气，还是记忆力减退、腿脚沉重，抑或没食欲、胃下垂、子宫下垂等，都是用这一个思路。

◈ **参究提示**

1. 劳则气耗。

2. 劳倦伤脾。

3. 脾虚气陷。

4. 气陷者升举之。

5. 气机上举、脾土健旺，尿频、头晕耳鸣、记忆力减退、上楼梯乏力、不想说话，都会同时好转过来。

43. 思虑过度伤什么

《王旭高临证医案》曰："思虑伤脾之营，劳碌伤脾之气。归脾汤，补脾之营也；补中益气汤，补脾之气也。"

老师说，人体劳累，常见劳力跟劳心，上面谈到劳力过度伤脾，为什么劳心过度也伤脾？既然它们都伤脾，又有什么分别呢？当然是有不同的。

以前的人，大都劳力太过干活太过，现代人大都劳心太过，打麻将、商业竞争、上网，过用心和意识。所以在治疗思路上，选方用药是有所不同的。

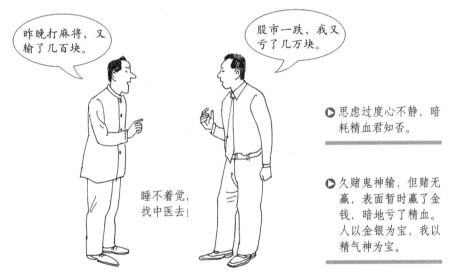

昨晚打麻将，又输了几百块。

股市一跌，我又亏了几万块。

睡不着觉，找中医去！

▶ 思虑过度心不静，暗耗精血君知否。

▶ 久赌鬼神输，但赌无赢，表面暂时赢了金钱，暗地亏了精血。人以金银为宝，我以精气神为宝。

钱是身外物，亏了事小，精血是身家性命，亏了事大

有个女患者，四十多岁，月经量少、月经推迟一年多，伴记忆力减退，头晕乏力，唇白，食纳差，晚上容易惊醒，睡不沉。

老师问她，操啥心啊？

她说，太多事情要操心了，家里丈夫什么都不会，都要我去操劳。

老师反问她，你劳坏了，怎么办，谁来替你啊？

她听后，若有所思。

然后老师给她开归脾汤。她又问，那大夫我要戒什么呢？

老师回答说，少思养血，你要戒思虑。少思寡虑，心火自降，肾水自生。没有什么比这更重要的了。

她吃完药后，感到身体大好，遂来复诊，说，吃完这药，晚上睡觉比以前要好了，胃口也好起来，唯独就是操心，放不下。

老师笑着跟她说，放不下就吃药呗，医生不能帮你放下心。你这病只要少思，这胃口就好了。你多思，思则气结，脾胃板结在那里，胃口怎么能开呢？胃口不开，气血化生肯定乏源，气血一不足，来月经怎么可能有血；脑袋里血不够，记忆力怎么可能增强；心脏缺血，晚上容易受到惊吓，睡眠怎么能睡得安。

然后叫她回去买归脾丸，用丸药来收尾。

老师叫大家回去参，思虑过度伤脾，它究竟伤脾的什么？它跟劳力过度伤脾，有何不同？为何劳力过度伤脾，用补中益气汤健脾气而得愈，而思虑过度伤脾，多用归脾汤养脾阴血而愈？

原来思虑过度直接暗耗的是精血，而劳力过度直接消耗的是气，所以我们看那些搬砖干体力活的，他们本来气也足，但做过度后，就气喘吁吁，上气不接下气，这就是直接伤气的表现。

而那些长期坐办公室，少干活、多想事的人，恰恰相反，他们想过度后，晚上辗转反侧睡不着，脸色嘴唇偏白，容易头晕、贫血。摸他们的脉也是偏于细数，这些都是阴分亏伤的表现。

所以说，劳力过度的，要把气力提上来，思虑过度的，要把心神收下去。把气提起来，用补中益气汤，把心神阴血收下去，用归脾汤。

◇ **参究提示**

1. 思虑过度，暗耗心血。

2. 少思则心火自降，寡欲则肾水自生。

3. 补心血不是看补多少，要看漏不漏，漏洞不补上，血永远都不足。不把劳心操心的习惯改改，吃药的效果很难长久。

44. 膻中与人参

《黄帝内经》曰："膻中者，臣使之官，喜乐出焉。"

《神农本草经》曰："人参味甘，微寒。主补五脏，安精神、定魂魄、止惊悸；除邪气；明目，开心益智。久服轻身延年。一名人衔，一名鬼盖；生山谷。"

任之堂里老师开的方子中，人参用量也比较大，但很多学生不知道为何要用人参，在哪种情况下用比较好。

有个抑郁的患者，男，三十多岁。

老师一摸他的脉说，这个脉双关郁，寸不足，你想高兴也高兴不起来。

他点了点头说，是啊，我就是高兴不起来，为何人家叫我去吃逍遥散，吃了没管用呢？

老师说，你这病，在逍遥散的基础上加一味药会管用些。

大家都在想，到底加什么药呢？是能够解郁的，能够令人开心的药吗？是郁金、香附，还是合欢皮、夜交藤，或者是玫瑰花、木香？

老师摇摇头说，都不是，加上一味人参。

于是给患者开加强版逍遥散加 30 克人参。

大家都不解，这人参是补气的，怎么郁脉还要用补气的呢？气不是郁在那里吗，补进去不会郁得更厉害吗？

但见患者吃完药后来复诊，整个人舒缓了很多，说，大夫，吃了你这药后，我能够舒服一点了，心中也高兴一点，气没那么堵了。

大家问老师这加人参的道理。

老师说，加与不加，差别很大。你们摸到患者脉象陷下去，是胸中大气不够，你们再想，当你劳累疲乏，干活干到快倒下没气时，你还能笑得出来吗？你们回去参参，为何治抑郁要大补膻中之气，稍加顺气的药，这抑郁就开了？

后来还是老师揭晓了答案，老师说，《黄帝内经》有句话叫"膻中者，臣使之官，喜乐出焉"，左寸脉候的正是膻中，膻中这个气海的气不足，人是不可能真正地喜乐起来的。

大家豁然开朗，老师接着又说，临床上关于治抑郁的报道多得很，从这些案例来看，很多大夫都忘了这个膻中为喜乐之官，这个关键如果没提到，就等于没入门。膻中它是人喜乐发出来的地方，这里没气，人就抑郁，所以很多抑郁是长期操劳过度，胸中气耗的缘故，这就是为何要用人参来补气为君药。逍遥散那些在这里只能充当臣使来顺顺气而已。

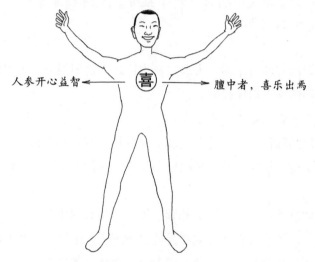

人参开心益智 ← 喜 → 膻中者，喜乐出焉

膻中气足，人就开心阳光

大家马上想到，原来老师那么重视人参的质量，而且还特别从太白山调来野生的党参，就是因为每天碰到郁脉郁病的人实在太多了。治病无非就是让患者能吃能拉能顺能开心，真正能在开心层面上起作用的药非常少，能够直接影响精神，又对膻中有补益作用的，在《神农本草经》中估计只能找出人参了。

为何人参有这么大功效，老师叫大家回归《神农本草经》去体悟。结果一看《神农本草经》，里头关于人参只有二三十字的描述，没有半字多余，只说它补五脏，又能明目、开心、益智。很多人觉得这人参不是解郁之药，它何以能开心益智？

老师笑着说，人五脏元气足，自然开心，所以从《神农本草经》来看，这人参才是真正解郁第一品。

1. 膻中者，喜乐出焉。
2. 膻中气不足，人就高兴不起来。
3. 人参能补膻中气，所以能解郁开心。

45. 譬如阴晦，非雨不晴

古人云："百病皆因痰作祟"，"百病皆生于气"，"久病入络"，"久病多瘀，怪病多痰"。

庞安常曰："人身无倒上之痰，天下无逆流之水。故善治痰者，不治痰而治气，气顺则一身之津液亦随气而顺矣。"

有个患者，女，54 岁，常心慌胸闷，最近两手僵硬、痹痛。她还头部常年怕风，不戴个帽子就不敢出门。

她不解何故。

老师跟她说，你心脏功能很差，肝肾主腰脚，心肺主上肢，心肺功能好的，两只手活动都很灵活，心肺功能不好的，经常手都动不了。

她点头说，我有心脏病好多年了，经常腰痛背痛，而且冬天也容易咳喘。

老师说，你这是上焦阳气不够，头为诸阳之会，阳气一旦不够，外面的风寒就容易进来，里面的痰邪水饮，也往心包胸中聚，排不出去。就好像阴沉的天气，阳光不够，乌云破不开一样。

她点了点头说，对对，我的头就是这样闷闷的。

然后老师给她开丹参槟榔饮加味，方药为：

丹 参 30克	菖 蒲 15克	枇杷叶 30克	槟 榔 10克
党 参 30克	鸡血藤 30克	香 附 10克	泽 泻 20克
龙 骨 20克	牡 蛎 20克	小伸筋草 15克	木 香 20克 3剂

患者吃完药后来复诊，心慌胸闷大减，手部僵硬好转，腰也没那么痛了。

老师说，久痛必夹瘀，久病必入络。

于是在原方基础上加虫类药蜈蚣3条、乌梢蛇15克。

患者再吃完药后来复诊，非常高兴地说，我现在头不痛，也不怕风了。以前我出门必戴帽子的，现在我可以不戴帽子了。

大家都很奇怪，为何老师这方中也没有特别去扶阳，患者背心就暖了，头顶也热了，不怕风冷了。

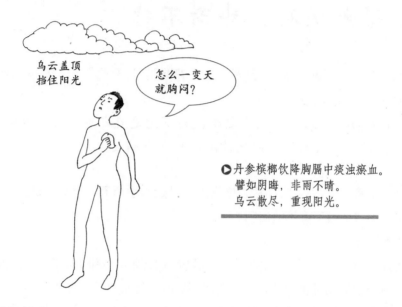

乌云盖顶
挡住阳光

怎么一变天就胸闷？

▶丹参槟榔饮降胸膈中痰浊瘀血。
　譬如阴晦，非雨不晴。
　乌云散尽，重现阳光。

老师笑着说，阴浊降下来，阳气就升上去，密布的乌云拨开来，阳光就普照了。你们回去参参，这丹参槟榔饮，为何能够拨开蒙蔽在心窍周围的风寒寒湿瘀血？为何仅仅四味药，把常见的心脏病，瘀血阻窍，痰湿蒙蔽，水饮上攻，气机郁滞，多种病理产物相互作用的病机都解除了？

大家回去再看《医间道》，才对丹参槟榔饮这首方子感悟更深。原来这汤方是顺降胸膈中痰饮瘀血气机的，丹参、菖蒲，是治疗痰瘀交阻胸中、心闷胸痛的奇妙药对。

心脏病大部分本虚标实，本虚是心气虚、心血虚，标实大都是痰饮瘀血。丹参能补心血，同时祛瘀生新，菖蒲可以开窍醒神，同时豁痰除湿。这样这组药对就把痰瘀之象解除了。

痰瘀为浊阴，应出下窍，通过三焦水道往下排。这人体的病理产物痰饮瘀血，不能上逆。一上逆，阻在心则心慌气短，梗在脑则中风偏瘫，堵在手上经络血脉，则痹痛难以屈伸。

我们势必要把这些病理产物往下顺降，只有气机往下顺降，这些有形的痰瘀水饮才会彻底降下来。只有下一场雨，乌云才能够消失，重见晴天。

而丹参槟榔饮中枇杷叶能降十二经逆气，槟榔能降十二经浊水，这两味药把痰瘀水浊降利下来，使阴邪不再上踞阳位，则阳光自然普照，上肢灵活，头顶不怕风。

◇◇ **参究提示**

1.痰浊水饮瘀血皆为病理产物，属于阴邪。

2.人体阴邪重，是因为阳不化气，功能减退。

3.欲恢复脏腑功能，必让浊阴出下窍，清阳出上窍，恢复正常气化，推陈生新功能。

4.痰浊、瘀血、水饮占据胸中清阳之位，如同天之阴晦，非雨不晴，丹参槟榔饮主之。

46.风气虽能生万物，亦能害万物

《金匮要略》曰："风气虽能生万物，亦能害万物。"

《黄帝内经》曰："风为百病之长。"

风为百病之长，当分析出善行数变的疾病属于风时，还要看是什么原因产生了风，是表里不通畅，还是上下不对流？是血脉瘀滞，还是肠腑不通？知其然可以知道是什么疾病，知其所以然才能够挖到病根，找到治法。现在人普遍关注得了什么病，却很少关注什么原因导致得这病。在中医看来，见病知源，比知道得什么病更重要。

有个小男孩，5岁，经常吃鸡蛋、喝冷饮，常便秘，身上从两岁就开始有荨麻疹，这次发作起来瘙痒难耐。

所谓痒为泄风，他瘙痒就是身上风气疏泄不畅。老师说，你们要想想这风气从哪里来的？肠道瘀阻，表里不通，就会生风化风。

小男孩的母亲点点头说，大夫，你怎么知道，每次我娃子过敏发作，都是有好几天拉不出大便来。有一次在医院照X光，就发现一大坨大便堵在那儿。

老师说，人的六腑要通畅，不通就会化风，所以大便不通的人，容易心急气急，容易得皮肤病瘙痒，这是粪毒入血，我们不是常用防风通圣丸治疗便秘又长青春痘、荨麻疹的吗？这防风通圣丸就是外通内通的方子，古人说"有病无病防风通圣"，里外畅通就一团和气，里外不通，就一团闷气闷在那里，就是一团邪风。

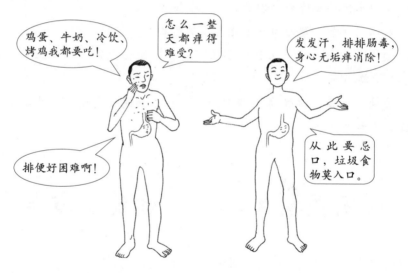

然后老师给他开升降散，加上治痒三药（丹参、菖蒲、蜈蚣），胸三药（枳壳、桔梗、木香）加苍术、干姜、火麻仁、党参。

患者三天后来复诊，家长反映说，吃完第一剂药就不痒了，第二天排了很多大便，疹子也消下去了，今天神清气爽，恢复如常。

老师跟大家说，你们回去参"人在气中，气在人中"这八个字。人是活在气中，气也生在人中。外面的风吹来是气、气流，人一呼一吸，气血循环，也是气流；胃里打嗝，肠道放屁，也是气在流通。体内气机流动过亢了就会生风，如肝阳化风，痰浊动风；人体过虚了也会生风，如血虚生风，阴虚动风。

你们去想想为何荨麻疹农村又叫做风疙瘩、风团？如果是正常之气，那就不叫风了，不正常了才叫风。腠理开合正常，肠道通畅，风气进得来排得出去，身体就不容易得病。所以这外风跟内气，它本质是在讲一个东西。

张仲景说，风气虽能生万物，亦能害万物。就像大自然中和煦的春风吹来，可以苏醒万物，而狂风暴雨，就是在打击万物。我们医生用药，不外乎就是疏调其气血，令患者身体能进入一种和风细雨的状态，里通外通，风平气和，疾病可以消弭于无形。

◇ **参究提示**

1. 局部痒痛，乃不通所致。

2. 皮肤痒，浊气在皮肤，为何要通大肠？因为肺主皮毛，肺与大肠相表里，脏邪要还腑，浊气要归胱肠，所以用升降散，表散里通，其病自愈。

47. 产后风湿源于气血不足

《黄帝内经》曰："风寒湿三气杂至，合而为痹也。"

又曰："正气存内，邪不可干"，"邪之所凑，其气必虚"。

经常有生完小孩的妇人，手脚痹痛，浑身怕风冷，甚至觉得风气在身体内走来走去，她们在医院里怎么也检查不出问题来，但在中医这里，如果及时调理的话，往往几剂药就调好了，这是什么道理呢？

学生们说，是产后风湿吧？

那怎么治风湿呢？是不是按常规那样见风祛风、见湿除湿、见寒驱寒呢？

老师说，你们要去思考这个产后痹症，它有什么特点。不然你们见痹止痹，痹痛虽去，随后又复来。

十堰当地一个妇女，三十多岁，做了流产手术后，在空调房里受了风冷，术后又碰凉水，吃水果，结果两只胳膊痹痛不止，之后进一步加重，不仅抬不起来，还发展到连筷子都拿不住，赶紧过来看中医。

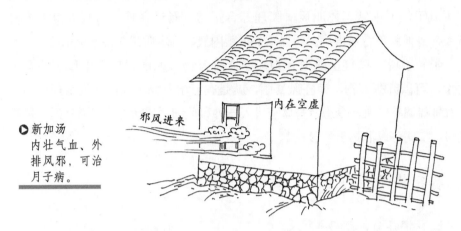

● 新加汤
内壮气血、外排风邪，可治月子病。

老师把完脉后说，这脉这么沉迟，气血严重不足，风寒湿外束，这时是要用风药大发散，把风冷赶出体外，还是用八珍汤的思路，把气血培补起来呢？

大家有些左右为难，老师说，你们不是正看郝万山先生讲的《伤寒论》吗？《伤寒论》里面正有治疗产后受风冷的思路，你们想想是哪句条文？

《伤寒论》曰："发汗后，身疼痛，脉沉迟者，桂枝加芍药生姜各一两人参三两新加汤主之。"

就用这方子，原方原剂量。

| 桂　枝 45克 | 白　芍 60克 | 生　姜 60克 | 大　枣 12枚 |
| 炙甘草 45克 | 红　参 45克 | 3剂 | |

老师又加了一味鸡矢藤 60 克。

结果患者吃完药后又带了其他患者过来，她说，我吃药从来没有这么快好的，这次病这么重，那几天筷子真的拿不住，我第一天喝完药就觉得好了一半，肩膀松了，手指也不麻了，3 剂药喝完，就基本好了。现在手也不怕冷了，背也不酸了。

这经方一剂知二剂愈的奇效，大家再次见识到了，真是药若对症一碗汤。

老师便叫大家回去参产后的特点，为何我们不单独用常规祛风湿的药，也不用直接补气血的八珍汤，而是选用这新加汤？

原来产后患者多虚，多风冷，如果单纯用风药，把邪气赶出去，容易伤身体正气，邪虽驱走，旋即复来。而单纯用补气血的八珍汤，又太慢了，补进去却难以把邪赶出来。而用新加汤，既能大补中焦脾胃气血，又具向外宣通透达的温散之力，这样身体虚损得补，肌表风冷得除，如此血脉流通，痹症自解。

这就是新加汤用于产后风冷的道理。

我们治病必求于本，风冷的背后是百脉空虚，邪气所凑的背后是正气亏虚，所以必扶正祛邪双管齐下。用桂枝汤加芍药人参，强壮脏腑气血，让血脉鼓动，流通顺畅，同时重用生姜以发散风寒浊邪于外。这桂枝汤本身就是食疗方，妇人产后不适用大攻大补，用这食疗方重剂调理，只要对证，既安全又有效。

可见病情虽急，治起来常有捷径，所谓难易相成，往往十万火急的病，把握住真正的开锁诀窍时，常常效如桴鼓。

◇ **参究提示**

1. 风雨寒暑不得虚，邪不能独伤人。
2. 至虚之处便是容邪之所。
3. 产后百脉空虚，所以风冷能乘虚灌进来。
4. 产后风冷治法上宜内壮加上外散。

第四章

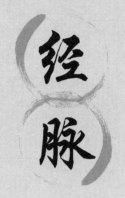

经脉

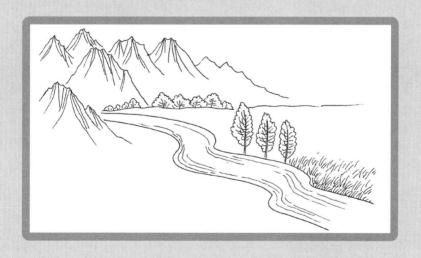

人之有经脉，如大地之有江河。
经脉者，所以能决死生，处百病，
调虚实，不可不通。

《黄帝内经》曰："夫十二经脉者，内属于脏腑，外络于肢节。"

一个人身上有经脉，就像一个国家有道路交通一样。

要致富，先修路，要想强身健体，先要把经脉打通。

上观天，经脉像纵横蓝天的飞机航道。

下观地，经脉像长江黄河、山溪沟渠。

中观人，经脉像沟通南北的铁路、高速路。

······

《黄帝内经》又曰："经脉者，所以能决死生，处百病，调虚实，不可不通。"

凡疾病之伤人，必令人通道闭塞，虚实不对流，寒热不沟通。

中医见病不治病，调其虚实寒热，使其上下左右能沟通对流。

若夫经脉畅通，管道不塞，则其病不治自愈也。

故学医者，如果不知道经脉，开口动手就容易错，不悟交通管道之理，落足之处便是荆棘。

不明经脉者，则无以知疾病之本质，更难以深究五脏之传变。

48. 桂枝烧酒方治风冷伤头

《难经》曰："人头者，诸阳之会也。"

又曰："伤于风者，上先受之。"

有个患者，女，四十多岁，头部怕风冷，常流清鼻涕，头痛，有三五年了。

老师问她，平时吃水果吗？

她摇摇头说，水果我碰都不敢碰，凉的我不敢吃，一吃头痛得更厉害。

老师说，没错，凉东西不要碰，你左寸心脉阳气不够，所以头部容易伤风冷。

她问，为何我治了这么久都好不了，是不是我这病很重啊？

老师说，你别把病搞复杂了，别想太多。

然后，老师就给患者开 50 克桂

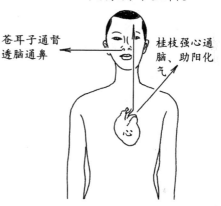

加酒助药力，往上升提

苍耳子通督透脑通鼻

桂枝强心通脑、助阳化气

心

一服桂枝苍耳酒，受寒伤风头痛愈

枝，配上 50 克苍耳子，叫患者泡上两斤的烧酒，说，这泡个十天半个月，晚上喝一小杯，盖上被子去睡觉，微微出点汗，你那头痛立马就好了。

她惊讶地说，有这么神奇吗，才这么少的药？

老师笑着说，用药之妙，如将用兵；兵不在多，独选其能；药不贵繁，但取其效；萝卜虽大，补力小，人参虽小，补劲大。别小看这桂枝配上烧酒，那力量相当大。

上次我们在太白山采药，跟当地的草药郎中比看谁治头痛最快，除了拍打按摩可以立竿见效外，谈到用药，那草医郎中拍拍胸脯说，我 20 分钟就可以治好风冷头痛，而且用药不贵。众人都在琢磨 20 分钟怎么能治好病，用什么药呢？

草医郎中便说，就用桂枝泡烧酒，一喝就好。

后来，老师回任之堂后，碰到风冷头痛的患者，但凡摸到左寸脉阳气不够，就叫他去买几块钱最好的桂枝，用烧酒泡了，喝了就好。只要不过度劳累，就不会再复发，即便是复发后，再喝这烧酒，盖上被子，微醉，睡上一觉，风冷就被逐出来了。同样有效。

然后老师就叫大家回去参究，风冷伤头部的什么？为何烧酒可以温通祛风？为何两样泡在一起就能迅速把风邪逐出体表？为何用酒来泡药，制成药酒，可以增大药劲？为何喝药酒，需要微醉盖被，取微汗解表？方里加苍耳子是何用意？

原来风冷伤的是头部的阳气跟血脉，阳气一不足，脉管就瘪了，就像皮球没有气就鼓不起来，这样风冷就乘虚而入，引起血脉收紧拘挛，不通则痛。这时要选一味药，既能够温心脏阳气，使血脉阳气鼓足，还要能够疏通血脉。桂枝这味药就是最切合的，再配上酒，就能够把药劲带到头部去，微汗自愈。

大凡血脉病变，都可以用酒剂。酒能行走周身血脉，所以跌打损伤，风湿痹症，可用相应的药酒。还有久病夹瘀，心脑血管疾患，有时也会用到酒来做药引，取它温通血脉之功。

苍耳子能够走督脉，从督脉上到鼻窍来，打开鼻窍。从某种程度说这人的鼻子是"大毛孔"，腠理皮肤的毛孔是"小鼻子"，它们时刻都需要通天气。《黄帝内经》说"夫自古通天者，生之本"，中医认为人与自然界息息相通，就能活得健康。所以别小看这些有助于开合肌表毛窍的药，它们作用非常大，不单是治简单的鼻塞头痛。

◇ 参究提示

1. 头为诸阳之会，阳气要上聚头顶，诸窍才会正常。老年人阳气虚，所以眼花、耳鸣、鼻塞，味觉减退。

2. 不通则痛，不荣则痛。所以用风药气药，通其经络管道，可以止痛；用血药养真药，助其脾胃气血生化，也可以止痛。

3. 苍耳子透脑止涕，走督脉。

4. 寒主收引，血脉不通则痛。

49. 从水到渠成看气充血足经脉自通

《辨证录》曰："人有遍身疼痛，殆不可忍，然有时止而不疼，人以为风湿相搏，谁知是气血亏损，凝滞而不通乎？……治法必大补其气血。"

《黄帝内经》曰："肝藏血"，"肝主筋"，"膝者筋之府"。

《张氏医通》曰："经云：膝者筋之府，屈伸不能，行则偻俯，筋将惫矣。故膝痛无有不因肝肾虚者，虚则风寒湿气袭之。"

有个患者，男，30岁，从事信息技术行业，经常要面对电脑。

这年龄本该是气血最壮旺的时候，但长期的气血往上调并消耗，导致了他上实下虚，肝肾不足，腰膝痛，稍微负重，腿就行走无力，膝盖骨按下去也痛，用手摸也是凉的。

老师问他平时颈椎、头部怎么样。

他说，职业病，经常对着电脑，背酸颈僵，头也痛，他的那些同事也有这些方面的问题。

老师摸完脉后说，你这脉整体还是偏细的，细涩是血虚血瘀，阴分不足，以养其真为主，把血脉托起来，壮大起来，浑身疼痛不舒服、膝盖骨不利索都会好些。然后就给他用养筋汤合膝三药（鹿衔草、透骨草、小伸筋草），再合通补气血三药（黄芪、当归、鸡血藤）加川牛膝。3剂。

患者吃完药后来复诊说，吃了这么多次药，这次吃药效果最明显，才吃完就有感觉，整个人都觉得有劲了，膝盖按下去也不痛，抬抬东西、负负重也没感觉了。

老师说，这汤方是给你用足了剂量，几个药阵都合在一起，大补气血，气血一充足，经脉就舒展开，如同水到渠成，那风寒湿都没地方藏了。

新伤以实为主，久伤以虚为主。如果是久伤体虚，虽然想用顺其性的药帮他疏通，却没办法调动他身体的气血。这时就像河流没水，再怎么挖沟渠，还是无法疏通，而当水一旦充足时，稍微引导一下，沟渠就成了。人体气血稍微充足一点，再用点鸡血藤这些藤类药，痹痛处就打开了。

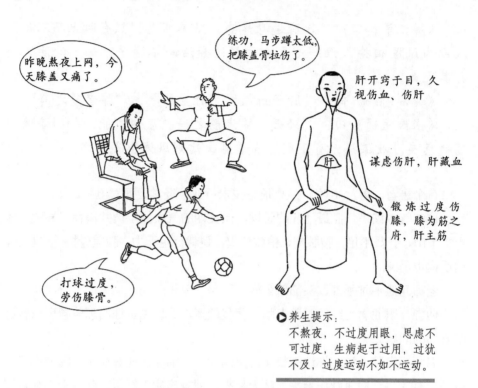

昨晚熬夜上网，今天膝盖又痛了。

练功，马步蹲太低，把膝盖骨拉伤了。

打球过度，劳伤膝骨。

肝开窍于目，久视伤血、伤肝

谋虑伤肝，肝藏血

锻炼过度伤膝，膝为筋之府，肝主筋

▶养生提示：
不熬夜，不过度用眼，思虑不可过度，生病起于过用，过犹不及，过度运动不如不运动。

养筋汤养肝，也养膝、养眼

可见血脉要先养而后通，就像汽车要先加油再开动一样。从水到渠成，我们就可以看出气血充足、经脉自通，膝痛自愈的道理。

然后老师便总结说，治疗膝关节的问题，我们还是要以养其真为大法。"至虚之处，便是容邪之处"，这句经典之语，你们回去要好好参究，为何空虚了就藏风，充实了，邪气就不侵袭？为何山沟山谷风气流动就厉害，而山体风就奈何不了它？

可见古人说，治风先治血，应该说是要先治气血，人体血脉气血充足，外邪不得入。身体精血充满固密，风寒湿之邪自然留不住，正因为有空隙，邪气才钻进来，苍蝇不叮无缝的蛋，风寒也不能侵袭固密的气血。

老师又让大家去参究，为何经常面对电脑的现代人，膝关节容易出问题，才四五十岁就有膝关节退行性病变？

大家想到《黄帝内经》中五劳七伤里的一句话，叫"久视伤血"，肝不正是藏血的吗，肝又主筋，膝盖又为筋之府。

上面消耗了大量的肝血，那下面膝盖的筋骨，自然得不到充分血液的濡养。就像机器的润滑油一样，虽然量不多，但很重要。一旦少了这些精血去濡养关节，稍微劳作一下，就很容易磨损，稍微受一下风，就很容易痹阻。

这样不荣则痛跟不通则痛的病机并存，而治疗大法还是要以荣养气血为主。气血足，自然通畅也。就像车轮子，把气打足，自然容易滚动起来。

◇◇ **参究提示**

1. 肝开窍于目。

2. 肝主筋、膝盖骨。

3. 生病起于过用，透支肝血，所以眼花、膝盖痛。

4. 补其气血，经脉自通。经脉通畅，痹痛自除。故通补气血三药黄芪、当归、鸡血藤就是这么来的。

50. 经脉所过，主治所及

《黄帝内经》曰："心合小肠。"

又曰："小肠手太阳之脉……出肩解，绕肩胛，交肩上。"

又曰："心部于表。"

肩臂痛该怎么治？

现在很多患者颈肩背部疼痛，而且常年治不好，稍微受点风就加重。为何选用经方葛根汤之类的，稍有好转，随后又加重呢？

老师说，这是因为只看到肩背心阳膀胱主表的一面，没有看到小肠六腑主里的一面。现今很多颈肩背痛跟长期吹空调、贪凉饮冷分不开，受了风凉，用葛根汤思路没错，但为何还反复发作呢？

原来你帮他解了表，还没帮他通里。现在的人吃不饱的少见，大部分都吃撑了，吃胀了，吃到肠道有积滞，吃到胃不好，十二指肠不好。所以这个深层次的病机若没有得到解除，里气又不通，那么即使你把表邪发散出去了，随后又瘀滞住不通了，又痛起来，又为风邪所困，那该怎么办呢？

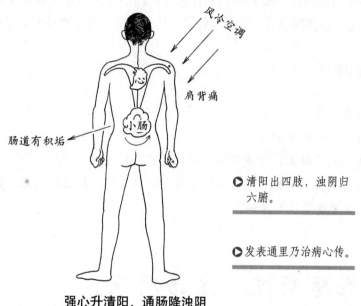

风寒空调

肩背痛

小肠

肠道有积垢

▶ 清阳出四肢，浊阴归六腑。

▶ 发表通里乃治病心传。

强心升清阳，通肠降浊阴

有个学生，二十多岁，爬完山受到凉风后，肩背痛，痛不可抬肩臂，晚上睡觉都没法翻身，只能用一只手压在床边，才能起来。

老师摸完脉后就只给他开桂枝汤加葛根、红参、银杏叶、鸡矢藤，鸡矢藤用到100克，整个方子不出十味药，叫他先喝喝看看。

结果他喝完第一剂药，明显感到肠道蠕动，随即排出大量黑便，排完后，肩背当即为之松解，原本痛得剧烈难忍，一下子病痛若失。这真是来得快，去得也快啊。

老师说，我们这个强心通小肠的思路，是个成熟的经验了，治疗患者左寸脉阳气不够，小肠有积滞，引起的肩背痛、头痛、头晕、颈僵、眼花、鼻塞，都有很好的效果。你们想想，为何要用大量的鸡矢藤，这里头有什么道理呢？

你们去参参，为何治肩颈不独治肩颈，要治心与小肠？

我们大家回去再翻看《任之堂跟诊日记》，都明白了，这心与小肠相表里，小肠长期有积滞不通，会使心脏受累，心脏一受累，不能很好地布气于表，就容易出现表虚。因为心肺居上焦，肺主皮毛，心阳布气于表，肌表阳气足不足，跟心肺关联很大。

所以这样的患者，就是一个心肺气不足，下面肠道有积滞，是一个心虚肠实，虚实夹杂的病症。这时桂枝汤加红参、银杏叶、葛根，就是在强心开发阳气，表解一身轻，使阳化气，则风邪寒气不能在肩背久留。

再重用鸡矢藤，通其里积，里通一身松，经脉一松动开来，气血流畅，郁闭不通之处，就不再作痛了。

老师随后又说，鸡矢藤是藤类药，本身重用就有止痹痛、通经络的效果。所以它不单通下面的肠管，还通肌表的经络，堪称"黑白两道"通吃啊！

你们再去看一下人体十二经走向，患者所痛的肩背部，不正是大肠小肠经所过吗？经脉所过，主治所及。经脉经过哪里，它就能管到哪里，哪里的经脉不通，就对应去调身体哪个脏腑，这样司外揣内，里头脏腑气通，外面脏腑相应的主治区域，经络走过的地方，自然不痛了。

◇ 参究提示

1. 经脉者，内属于脏腑，外络于肢节。
2. 经脉者，所以能决死生，处百病，调虚实，不可不通。
3. 经脉者，所以行血气而营阴阳，濡筋骨而利机关者也。
4. 发表通里乃治各类疑难病心传。
5. 桂枝可通脉解表，表解一身轻；肠六味可通肠畅里，里通一身松。

51. 经脉与脏腑

《黄帝内经》曰："经脉者，所以能决死生，处百病，调虚实，不可不通。"

又曰："胆足少阳之脉……循胸，过季胁。"

有个老爷子，76岁，右边胸胁部反复隐痛多年，这几天突然加重。

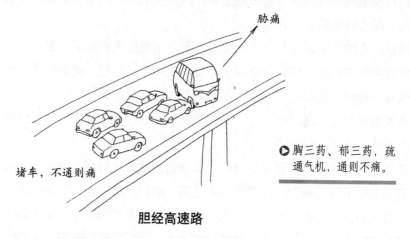

胁痛

堵车，不通则痛

▶ 胸三药、郁三药，疏通气机，通则不痛。

胆经高速路

老师说，那是胆经所过的地方，你左关脉弦紧，是不是有胆结石或胆囊炎？

老爷子点了点头说，是啊。

老师说，这秋天气往下收，患者素体有痰浊，管道就容易堵塞，不通则痛。这人身上的经脉要像高速公路一样，保持非常通畅的状态，稍有不通，人就不舒服。

然后老师给他开顺其性为主的药，方用胸三药（枳壳、桔梗、木香）、郁三药（香附、郁金、玫瑰花）加味。方药为：

枳 壳 12克	桔 梗 12克	木 香 15克	郁 金 15克
香 附 15克	玫瑰花 20克	柴 胡 15克	川楝子 15克
穿破石 40克	生麦芽 20克	丹 参 20克	菖 蒲 10克
红 参 25克	银杏叶 30克	3剂	

老爷子来复诊时，老师问他，还痛吗？

他说，服药后，一天比一天轻松，现在不痛了。

老师便叫大家反复去琢磨"经络人"模型，看看经络的循行部位，所谓"经络所过，主治所及"。《黄帝内经》上又说："夫十二经脉者，内属于脏腑，外络于肢节。"为何肢体关节不同地方的痛对应着的是不同脏腑出现问题？为何胸胁部疼痛，我们常去调肝胆？为何在治疗不通则痛的胁肋胀痛时，用上顺其性的大队药，还要稍微佐以丹参、红参、银杏叶呢？

原来《黄帝内经》说，有诸内，必形于外。内脏有病变，可以通过外面肌表经络表现出来。所以善诊者，司外揣内。通过体表经络所过，就知道内在脏腑病变。胸胁部疼痛，大都是胸中肝胆气机不展，胸胁为肝胆经所过，所以我们要用顺其性调气机的药。

而这个患者是一个老爷子，年老体衰，气就会不够用，所以我们要在顺其性的大队药阵里头，配上红参、银杏叶、丹参这些照顾到心脏气血的药，这样他服完药后，不仅不会心慌气喘乏力，反而会更有劲、更健康。

◇ **参究提示**

1．不通则痛。
2．肝胆经管胸胁部。
3．脏腑之性得顺，脏腑之真得养，其病不治自愈。
4．时刻从阴阳角度入手，务必让身体阴油足够，并照顾到阳动的功能，这是治疗各种疾病的共同之处。

52．从河狭水急看血脉狭窄引起高血压

《金匮要略》曰："五脏元真通畅，人即安和。"
唐容川曰："一切不治之症，总由不善去瘀之故。"

大自然里，河道狭窄之处，水流得就急，压力就大。人体中，血脉瘀堵狭窄了，气血就走得急，心脏压力就大，脾气也躁。把瘀滞通开，不仅有利于缓

解高压，还能够让人精神松缓，睡眠得安。

高血压这种时代病，日渐增多，常规的思路都是降压。

老师说，治高血压不应一味降压，要找到压力的根源，才是治压之法。

比如，河狭水急，我们只需要把河道疏通，水流就缓和从容。人体血管狭窄了，气也急，脾气也大，人也焦躁，身体为了满足脏腑气血供应，必然会代偿性加大压力。如果把这种加压当作病来打压，那患者就会很累很难受。

而我们通过疏通血脉，清除血管内的垢积，使堵塞之处能够通畅，压力自然减轻下来。这样不通过重镇降压药，就能收到降压的效果。而且患者血压降下来后，身体更舒服。

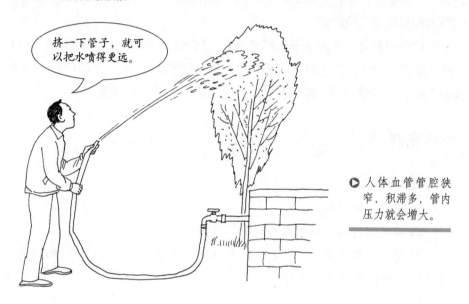

挤一下管子，就可以把水喷得更远。

◉ 人体血管管腔狭窄，积滞多，管内压力就会增大。

有个患者是十堰当地人，男，52岁，有高血压，高压170毫米汞柱，低压120毫米汞柱，血脂也偏高，他问老师，中药能不能降压？

老师说，中医能够治病，高血压，它也是病。

他又问，那我高血压是怎么回事？

老师说，你血脂高，应酬多了，血管壁都积了层厚厚的垢积。你脉象粗浊，双关部弦硬，精神不舒，放松不了。试想水管壁附着了垢积，又要保持足够的水流量，那水管压力自然就增大了，因为管腔都变狭窄了。

如同黄河狭窄处，必水流湍急，河床抬高处，必堆积淤泥，对人体而言，通开脉络，疏泄瘀积，乃是治"三高"必须想到的。

然后老师就只给他开了三味药：

| 丹 参 30克 | 穿破石 100克 | 玉米须 30克 | 5剂 |

患者疑惑地说，就这三味药，能够把我的血压降下来吗？

老师说，中医用药不是见招拆招，也不是见压降压，把你血脉搞通畅了，压力就减了。就好像把河道狭窄处的淤泥疏通疏通，水流的速度就由急变缓了；把你血脉里的垢积瘀血疏通疏通，压力自然会减下来。不妨试试看。

这患者看到药也不贵，便拿了五天的药回去喝。一周后，他又过来，笑笑说，大夫我原来血压高压是170毫米汞柱，低压是120毫米汞柱，一直降不下来，吃了你这药后，高压降到130毫米汞柱，低压降到105毫米汞柱，人没有以前那样不舒服了。

然后老师又在原方基础上加入任之堂的顺气汤（即郁五药：枳壳、桔梗、木香、香附、郁金）。

老师说，你们回去可以参究一下，血压为何会升高？不是见高压就镇压，这血压升高既有实证的痰浊瘀堵，也有虚证的肝肾亏损。想想为何我们用穿破石，加丹参配上玉米须，这降压效果是比较明显的，它适合于哪种血压高？

大家回去再看书，发现老师用的这些都是民间偏方验方，但如果不懂得把脉，这些偏方验方的功效，就不能发挥到极致。

好比丹参、穿破石、玉米须，对于肝经郁滞、血脉不通引起的高血压，可以打通肝经，疏通血脉，压力自然就降下来了。

所以辨证摸脉是前提，这点很重要。这就像瞄准靶心一样，你只要瞄得准，用药就像扣下扳机。这样病症药相合，疗效自然显著。

◇ **参究提示**

1. 水龙头管口堵塞后，管内压力就会增大。人身体血脉堵塞后，心脏压力就会增大。

2. 通开瘀滞，不仅可以缓解心脏压力，还可以让血压恢复正常。

3. 要注意避免暴饮暴食，应酬喝酒，减少肥甘之物的摄入，血脉就会更通畅。

53. 从抽水泵功率小看血压低

《难经》曰："损其肺者，益其气；损其心者，调其荣卫；损其脾者，调其饮食，适其寒温；损其肝者，缓其中；损其肾者，益其精。"

《黄帝内经》曰："心主身之血脉。"

在生活中，要把一楼的水抽到十楼去，用小功率的抽水泵是不行的，得功率够大才能把水泵上去。同样人体血脉能鼓动起来，靠的是心脏，心脏就是一个泵。心脏吃饱饭就功率大，气血就一下子灌溉到周身百骸去。心脏劳损后，功率减小，射血无力，脉管就瘪、下陷，血压就偏低，人就容易头晕，记忆力减退。

高血压是内脏不调在血脉上的反映，低血压也是同样的道理。中医治疗低血压讲究辨证论治找出压力之源，而不是简单地见压治压。

有个女患者，61岁，因反复血压低，高压只有七十多毫米汞柱，低压五十多毫米汞柱。

她问老师，怎么升压？

老师说，你先别管血压的事，你有什么不舒服，把症状改善了，血压自然就会往好的方向改善。

她说，我经常头晕、眼花、背痛，脖子不舒服，早上刷牙也出血。

老师说，双寸脉不足，脉细下陷，心肺功能不强，所以压力降低，我们治血脉压力，要治其气血，你们想想，谁主血，谁主气？

五脏里头心主血脉，肺主气，气血不足，管壁自然瘪了，压力也降低了，所以要升压，必须要强大心肺，增大气血流量。

老师就给她用生脉饮合颈三药（葛根、牡蛎、黑豆）加味。方药为：

红 参 25克	麦 冬 15克	五味子 5克	桂 枝 8克
川 芎 8克	葛 根 15克	牡 蛎 20克	黑 豆 20克
竹 茹 40克	小伸筋草 15克	3剂	

患者吃完药后，很积极地过来挂号复诊，说，我血压升起来了，吃完药后我去量，都升了十几毫米汞柱，现在高压有八九十毫米汞柱了。

老师说，你就甭盯着血压看了，你感觉舒服了没有？

她说，舒服了，不舒服就不再回来了，我吃了药，头不晕，背不痛了，上楼梯也不喘了。

老师说，这就行了，不要被指标牵着鼻子走，你感觉舒畅了，这身体就在往好的方面发展，你感觉不舒畅，指标再正常也没用。

然后老师叫大家回去参，血压低属于中医哪类疾病范畴？怎么去调这心跟肺？为何脉象提不起来，就反映血压低呢？

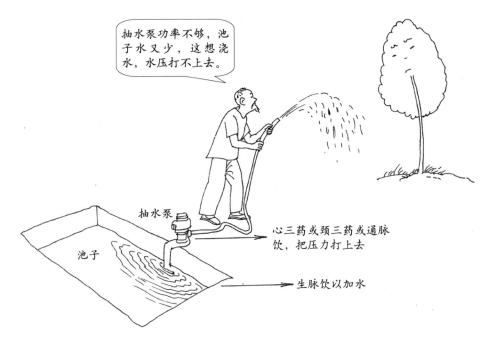

原来血压低在中医看来，偏属于虚劳的范畴。人劳损后，气血亏虚得厉害，五脏六腑都靠气血支持运转，气血整体下滑，带动着脏腑功能也减退，脉道不能很好地充盈起来。所以这种血压低也常见于中老年人，因为他们的身体处于衰老状态，气血相对不足。

我们在治疗上不外乎就是"下陷者，升举之，不足者，培补之"。双寸脉代表着心跟肺，心肺不足虚损，直接导致气血能量不够，所以《难经》说："损其肺者，益其气；损其心者，调其荣卫。"把营卫气血状态调整过来，病症就减轻了，血压就随着起来了。

◇ **参究提示**

1. 肺朝百脉，心主血脉，心肺功能强大，压力就上去了。

2. 调养心肺，一是要养其真，有物质基础，脉管才会充盈；二是要顺其性，阳气充足，搏动力增强，压力就会上去。

54. 河道淤阻与痛风

《黄帝内经》曰："诸痛痒疮，皆属于心。"
又曰："血实宜决之，气虚宜掣引之。"

治风先治血，血行风自灭。治疗痛风，不单独去治疼痛、去治风，还要治血脉。治血脉就要治心脏，心脏就是水库河流的源头。痛风的患者，最后多会累及心脏。

老师治疗痛风是大而化之的思路，取象于大自然中的河道流水，以治身体血脉的运行。

这种道法自然的思想，让很多学生一看就明，一用就灵。

有个痛风的患者，男，三十来岁，只要稍微多吃些海鲜、鸡蛋跟酒，或者应酬频繁一点，脚部就痛不可忍，难以行走。

他来找老师，老师说，你这是心脏动力不足，气血推不动，导致湿浊内停。

然后给他开了强心三药（红参、银杏叶、红景天）、痛风三药（鸡矢藤、猪甲、炒薏仁）跟排尿酸三药（土茯苓、萆薢、威灵仙）。

他每次应酬频繁时，都要来老师这里调理调理身体，老师帮他强壮心脏，排畅湿浊后，脚部很快就舒服了。

他便问老师说，难道我这痛风不能根治吗？

老师说，咋不能根治了，你想根治就能根治。

他说，那你给我根治啊。

老师笑着对他说，嘴巴长在你身上，根治靠你不靠我。你这个应酬减少了，动物内脏、海鲜不吃了，啤酒也少喝了，身体自然会好起来。

他苦笑道，生意做大了，应酬自然多，避免不了啊。

老师跟他说，这就是病根，避免不了就要生病。

他又问老师，为何我犯痛风，是不是跟体质有关？

老师说，跟你的生活习惯关系最大，应酬多的人，身体浊气都比较重，浊气阻在血脉里，血脉就变狭窄，就像河道堆积淤泥一样，淤泥越来越多，河道里的船就搁浅了，通不过去。中医说不通则痛。

那为何痛风容易发生在脚部呢？

有两个原因，一个就是湿性趋下，你吃的那些肥甘厚味、啤酒海鲜都是浊湿之物，往下走；第二个原因，就是脚离心脏最远，血脉的动力最差，所以要堵也是堵那动力最差的地方。你应酬熬夜多，都是耗气损神的，心累了，推动力不足，湿浊就排不走。

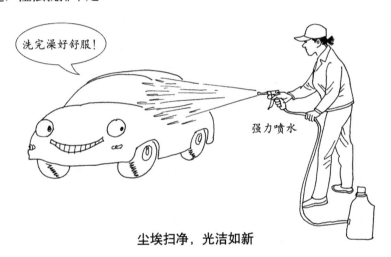

洗完澡好舒服！

强力喷水

尘埃扫净，光洁如新

他听后，点点头说，是这样的，我每应酬一次，都要累上好几天，现在我都不轻易去应酬了。

老师笑着说，应酬陪酒就是赔健康，你们都是只看到桌面上表面的生意的价值，没看到身体五脏六腑的健康的价值。这健康比生意值钱多了。生意做到差不多就可以，没必要把自己的身心健康也赔进去。

然后老师就叫大家去参如何治痛风，这个痛风的机理一明白，治疗的大法跟药物都出来了。你们实在想不明白的话，就去看看怎么疏导河道淤泥，那就知道怎么治痛风了。

原来强心三药就是在源头加强心的动力，心主血脉，诸痛痒疮皆属于心，强大了心脏，就等于给河流发大水一样，那些湿浊、淤泥，通通都冲到太平洋里去了。同时痛风三药和排尿酸三药，是直接针对血管垢积、膀胱肠道浊邪的。它们能够清理胱肠，疏通经络，其中鸡矢藤、猪甲是排肠浊的，鸡矢藤要重用，重用这味药还能达到止痛的效果，老师常用到100克治痛风。

至于萆薢和炒薏仁是分清泌浊除湿下走的，能够令湿浊从膀胱排出。土茯苓和威灵仙既能疏通经络，又能通利关节，相当于把河道狭窄之处拓宽通畅一样。

这样既有上面心脏源头来的强大冲力，又有下游疏导通道淤泥，还有中间把狭窄的管道通开拓宽，这样整个身体血脉都动员起来，清阳上走，浊阴下排，瘀堵处通开，痛风急性发作，很快就缓解了。

看来这痛风还是一个本虚标实之证。虚是虚在经常应酬熬夜劳累了心脏，心脏动力不足，气血不够，瘀浊才会停留排不出。要通过红参、丹参、银杏叶把气血强大起来，这样正胜则邪退矣。正所谓"气虚宜掣引之"。

因为本来身体就劳累虚弱，食入肥甘化为瘀浊后也推不动，就造成了标实而痛的病症，末梢血脉瘀堵，中医叫血实，血实宜决之，就像决开堤坝一样，开江放流，从膀胱肠道而出，让瘀浊有个去处，这样邪去则正安矣。

◇ **参究提示**

1. 若车子有很多灰尘，要开到洗车场去，洗车手用强力的喷水管，几下就把黏在车上的灰尘冲走了。

2. 人体周身血脉有很多瘀滞，这些瘀浊之所以会留下来，是因为心脏动力变弱了，加强心脏动力，就像以强力喷水管去洗涤车身一样，这样血管光洁，焕然一新。

55. 三焦汤与道路

《圣济总录》曰："三焦者，水谷之道路，气之所终始。三焦调适，气脉平匀，则能宣通水液，行入于经，化而为血，灌溉周身；若三焦气涩，脉道闭塞，则水饮停滞，不得宣行，聚成痰饮。"

有个患者，男，39岁，十堰当地人。头晕、乏力、手麻好几个月，最近又胃胀，咽喉痰多加重。

他问老师，这是什么病啊？

老师说，这是体内湿气太重了，湿阻气机，不通畅，整天头晕晕沉沉，像戴顶帽子一样，好像乌云盖顶压下来。

他点了点头说，是啊，就是这种感觉。

老师说，舌苔水滑，脉也滑，浑身都不通透，脸擦也擦不尽，这都是湿性黏滞重浊的表现。

他又问，那我手麻是什么问题？

老师说，湿阻经络，这湿邪在周身上下无处不到，蒙在头，则头晕；停在咽喉、食道、胃，则整个上消化道不清爽；

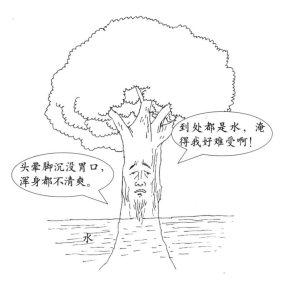

发在上肢，上肢就僵麻；发在颈椎，颈椎就不利索。你们去参参，为什么湿邪会让人周身沉重疲乏？

然后老师就直接给他开三焦汤加党参30克。方药为：

柴 胡 10克	黄 芩 15克	桂 枝 10克	半 夏 15克
当 归 15克	川 芎 10克	赤 芍 15克	茯 苓 20克
白 术 15克	泽 泻 15克	党 参 30克	3剂

患者喝完药后，复诊时，整个手麻即减轻了，头也没那么晕了，胃胀大减。他说，比以前精神了。

老师说，你以前浑身都是湿气，湿阻三焦，气血运行不好，人就乏力困倦。现在用三焦汤让你身上气血水、上中下三焦都转动起来，让周身通畅，三焦升降如常，即使吃得很简单普通，身体一样很有精神。所以这三焦汤不是直接去补身上的气血，而是让气血自然流通，无所瘀滞，这样不补而有真补之效焉。

为何呢？你们去参参这个道理。

原来经络一受阻，三焦一不通畅，水湿代谢障碍，正常的津液就变成痰饮，不但不能为身体吸收运用，反而会导致疾病。而一旦三焦气机通畅，痰饮代谢得快，转变为津液，营养周流上下，为我所用。这就是三焦汤高明之处，它不是去祛除痰浊，而是流通人体的气血水，它不是去打坏人，而是把坏人变为好人，不是去逐痰饮，而是把痰饮转换成津液。

老师常说，人体没有无用的东西，只是身体经络气血不够通畅，很多东西代谢不了而已。当血脉很通畅，三焦畅达时，该留的身体自会留下来，该排的身体自会排出去。

三焦正是人体气血水火的通路，我们看这三焦汤。

有柴胡、黄芩和解表里气机，桂枝、半夏升降上下气机，当归、川芎、赤芍调血，茯苓、白术、泽泻调水湿。这样气血水三方面都顾到，所以常常能够出人意料地治好很多种疾病。

俗话说，疑难杂病找三焦，当碰到一些疾病，杂症很多，无从下手，患者舌苔白腻，或水滑胖大，舌下静脉又有一些瘀滞的，即可以大胆地用这三焦十药，先理通上下内外，让道路恢复正常交通，脏腑百骸自然精气充足。

◇ 参究提示

《类经》曰："上焦不治则水泛高原；中焦不治则水留中脘；下焦不治则水乱二便。三焦气治，则脉络通而水道利。"

56. 从百川归海看消水治胀

《黄帝内经》曰："阴阳气道不通,四海闭塞,三焦不泻,津液不化,水谷并行肠胃之中,别于回肠,留于下焦,不得渗膀胱,则下焦胀,水溢则为水胀,此津液五别之逆顺也。"

从百川归海、水往低处流,可以看出水性趋下。当水湿不能顺畅往下走,经脉管道壅堵时,浑身上下都会胀满难受,连水都不想饮。这时只有疏通水道以治水才能够把胀满症状消除。

有个患者,女,33岁,有盆腔积液,经常胃胀,稍微喝点水都胀,甚至可以听到胃中有水声。她服用行气的胃药,也不能把胀满消除。

老师便叫大家去参一下,胀在什么地方?

学生们一下子想道,不就中脘吗?

老师说,如果是中脘,那为什么用顺中焦之气的药,不能把胀满消除?你们再把思路拓宽开来,不要局限在病痛点上思考,要察其上下左右,有时病痛点只是"代罪羔羊",不是真正的"幕后主使"。就像灯灭了,只看灯,并没有问题,而在遥远的开关那里,却能找到原因。

那么胃的开关在哪里呢?这种胃胀满、有水声的根源是什么?

然后,老师就给患者开了苓桂术甘汤加味。

方药为:

| 茯 苓 20克 | 桂 枝 10克 | 白 术 40克 | 炙甘草 8克 |
| 黄 芪 30克 | 路路通 10克 | 王不留行 10克 | 通 草 10克 3剂 |

患者喝完后来复诊说,本来她经常大便不成形,胃胀到都没胃口,现在大便成形了,胃也不胀了,胃口比以前大多了。

老师这才公布答案说,你们去看《黄帝内经》的《灵枢》,这胃胀并不能光盯着胃里面,其实原因在胃外圈的三焦网膜,这三焦网膜的水液能够迅速下走膀胱,胃就比较轻松,容量也大。

如果三焦网膜水湿滞留,压迫住胃,再怎么用消食开胃、行气除胀的药都不管用。水湿不往下走,它往上顶,胃就难受。

这胃中水胀可以看成是身体出现了水灾。其实大而化之来看，人体的病不外乎水火，说白了就是水灾跟火灾。《黄帝内经》说，水火者，阴阳之征兆也。大家如果能够从水火变化的开始就介入治疗，如火之始，舌尖红，水之始，舌苔水滑，很多病根本就发展不起来。

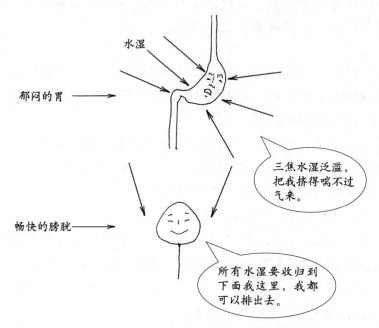

治水灾要看大禹，大禹治水堵不如疏。我们这里用路路通、王不留行、通草，配合苓桂术甘汤，把三焦水液气化，再往下引，从膀胱疏通排出，所以患者胃也不胀，大便也成形了。

这里顺便再介绍一下刘渡舟老先生常用的治水代表方，即苓桂术甘汤；治火代表方，即三黄泻心汤。治水火就等于在治阴阳了。

你们想想，水最终要归哪里？百川归海。在人体而言，膀胱就是水府，为众水所归之处。如果水湿不下归膀胱，还往上逆窜，那窜到下焦就为盆腔积液、卵巢囊肿；窜到中焦，就容易胃胀、肝囊肿；窜到上焦，心肺就容易生痰饮，咳唾久不愈。

这就是《黄帝内经》所说的"四海闭塞，三焦不泻"。胃中水胀不仅仅只是胃一个点上出问题，又如肠道大便不成形，或者盆腔积液也是一样，盯着一个点治，永远不能够把根拔除。只有针对水湿下归膀胱水府做文章，令百川归海，渗利而出，只要海水不倒灌，那周身之气就都往下顺，各种不适感随之消失。

所以病在脏，而病根常在五脏之外，胀在局部，而胀满的根源，常在于整体，这就是教我们看书临证，必须要有全局观，要多思考病疾的源头，正是：

> 求木之长者，必固其根本；
>
> 欲流之远者，必浚其泉源；
>
> 思病之安者，必治其根源。

◇ **参究提示**

1. 胃里面胀要化其食积，通其气机。
2. 胃外面三焦网膜"胀"，要温通三焦水湿，使水湿归膀胱，下渗利而出。

57. 高速公路与血脉

《医林改错》曰："竟有用补气、固表、滋阴、降火，服之不效，而反加重者，不知血瘀亦令人自汗、盗汗，用血府逐瘀汤。"

宁可一丝进，不可一丝停，在医学道路上不断攀升，总是永无止境的。

每一个医家都是一座高峰，你攀爬上去，都可以看到一片天地。就像王清任和他的《医林改错》。虽然后世对他的评价有高有低，但丝毫不影响他所创的验方泽被后世。文人因为诗词歌赋而流芳百世，医家因为著书创方而惠益后人。

老师说，久病多瘀，不通则痛，你们能从瘀血里面去领悟医中大道，旁通脏腑经络，便可以开辟出一条条通往临证实效的大路。

在高速公路上，汽车行走既快又省油，而在泥沙坑洼的乡间小道上，汽车行走既慢又耗油。人体血脉要像高速公路那样，没有坑洼和泥沙，这样心脏的阻力就小。心脏不受累，人就不会冒汗。

有个患者，45岁，常年左侧身冰凉，身体容易出汗，腋下尤为明显。医院检查是冠状动脉前降支堵了37%。整个人刚来时脸色偏晦暗，舌下静脉怒张。

老师摸完脉后说，你这左关郁，心血不足，郁滞的脉象说明血流不畅，局部心经有热，所以借极泉穴来出汗泄热，这种汗症，既不靠止也不靠补，要顺其性，让上下左右疏通，这样阴阳升降协调，左右内外就平衡了。

然后老师给她开血府逐瘀汤加珠子参、竹叶。方药为：

桃　仁 15克	红　花 10克	当　归 10克	川　芎 10克
赤　芍 10克	生地黄 20克	柴　胡 8克	川牛膝 10克
枳　壳 12克	桔　梗 12克	炙甘草 8克	珠子参 15克
竹　叶 6克	5剂		

患者吃了药后，汗出大解，左半边身凉好转，晚上睡眠渐安。

老师然后叫大家去参，身体为什么会出汗？

学生们想到，有热自然汗出，就像夏天人心中烦热了，汗就出不止。

老师又问，那为什么心中会烦热呢？

原来心主血脉，只要血脉有瘀堵，疏泄不利，这血流不顺畅，就会烦热，中医叫瘀热，瘀热就会反过来扰心。心为君主之官，不受邪气，于是很自然会把热气借汗透发出来。而这腋下正是心经所过之处，最容易泄热为汗。

知道病因在瘀堵，那治法就简单了，以通字立法，方选血府逐瘀汤，把血府血脉的循环搞好，一通畅后，压力顿减，其汗自止。

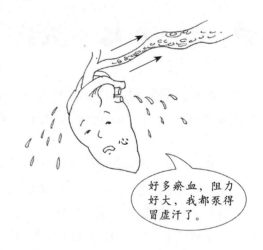

好多瘀血，阻力好大，我都泵得冒虚汗了。

就像汽车走在沙地上阻力大，发动机承担的压力大，所以车子就冒白烟。而让车走在光滑的柏油路上，阻力就小，发动机承担的压力就减轻，所以车子开得又轻快、又省油还不冒白烟。

这人体就可以取象比类。心脏如同发动机，血脉是气血运行的管道，如果血脉瘀堵多，就如同汽车走沙地，心脏负荷就大，负荷一大，就要冒汗，就如同车子冒白烟。如果血脉瘀堵少，就如同汽车走柏油路，心脏负荷自然小，周身循环畅快无阻，就不会喘气冒白烟。

故而久病怪病都要从瘀处着眼，以通字立法，若得经络血脉通畅，百病自安，如若血脉经络堵塞，百病丛生。故曰周身上下，宜通不宜滞，宜顺不宜逆。

◇ **参究提示**

1. 久病多瘀。
2. 舌质紫暗，舌下络脉曲张，脉象偏涩，都是瘀之象。
3. 治瘀除了要化瘀，还要养血。
4. 周身气通血畅快，何患疾病不除。

58. 管道与经络血脉

《黄帝内经》曰："经脉者，内属于脏腑，外络于肢节。"
又曰："经脉者，所以行血气而营阴阳，濡筋骨，利关节者也。"

早上有个患者，发条短信过来，说，"余医生，您好，我们是10月5日到你处看病的成都一家人，回家吃完药后，我们三人都有明显好转，非常感谢。看来不虚此行。我把我吃药的情况向您反馈一下，希望可以再邮寄一些药来。

我吃完药后，以前手麻和胆囊处不舒服都好转，膝盖跟脚抽筋情况大为改善，特别是小腿部以前有静脉曲张现象，现在也好了很多。整体好转不少。"

看到这里，我们立即翻出10月5日的处方病案，原来是四逆散加味。方药为：

柴 胡 10克	白 芍 20克	枳 实 15克	炙甘草 8克
川 芎 10克	桂 枝 10克	黄 芩 40克	炒白术 15克
茯 苓 30克	鸡矢藤 50克	陈 皮 8克	5剂

老师就提出一点让我们参究，为何这四逆散，一变化，可以治静脉曲张及各类血管疾病？可以治患者手麻、腿抽筋、膝盖痛、胁肋痛？

想通里面的道理后，你们要从管道的角度，去考虑人体和疾病，去调理周身上下。你们会发现各类疾病，不外乎就是一个不通跟一个不荣，把管道通荣两方面参究透彻后，你们在临床上对各类疾病的治疗都会有新的见地。

然后我们回到《黄帝内经》去，发现人体的经络血脉就如同管道，内属于脏腑，外络于肢节，可以处百病，调虚实，决死生。可以说各种病理现象，都可以从管道的角度得到很好的解释。

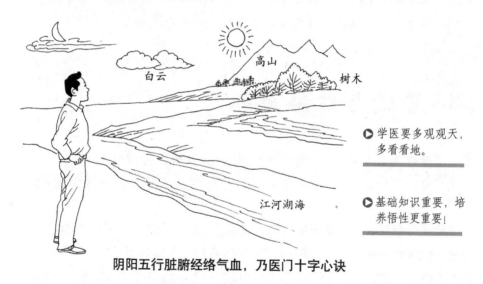

白云　高山　树木　江河湖海

▶ 学医要多观观天，多看看地。

▶ 基础知识重要，培养悟性更重要！

阴阳五行脏腑经络气血，乃医门十字心诀

好比膝盖痛，是气血不通不能荣养筋骨；又比如手麻腿抽筋，也是局部管道瘀滞，新血不去，旧血不收；还有胆囊炎、胁肋胀痛，也是肝胆经脉管道瘀滞不通所致；更有下肢静脉曲张，循环不好，同样也是管道问题。老师抓住管道二字，用四逆散加味，恢复肝疏泄，使管道保持通畅状态，诸症得解。

俗话说，会治的治根本，不会治的治表象。中医是治病求本的医学，一个传统中医必须要具备这种透过现象看本质的眼光，更要有打破砂锅问到底的精神。

　　然后老师又问我们，既然管道或不通或不荣出了问题，那它为什么不通不荣呢？我们为何用四逆散疏肝降胃的思路可以把管道疏通呢？

　　让我们到日常生活中去领悟医理吧。老师常把人体的各类血脉经络比喻成河道，或者房子里的水管，会治理河流，会修理水管，就也会调理人身体的血脉经络不通畅。

　　大家会发现，一条河流，如果长久没有人去疏理，把淤泥挖走，这河流日久就会变得越来越浅，因为淤泥会越积越多，这就是为何黄河的堤坝越筑越高，河道越来越往上抬升的原因，因为河底沉积了大量的污垢淤泥。

　　还有家中的自来水管，用了多年以后，你会发现不仅外面锈迹斑斑，里面的管壁也长了层厚厚的锈迹。这长了锈的结果，就是水管壁增厚，同时管腔变狭窄，流量变小。

　　这时我们要怎么样恢复管道昔日的风采，很简单，刮掉锈迹，扩大管腔，用新鲜的水把那些浊垢冲洗干净。这样管道又恢复了正常的流量。

　　让我们回归到人体里来看吧，人体的管道——血脉稍微要复杂一点，因为它不是死物，所以跟自然界的管道类比，有相同之处，也有不同点，但道理都是相通的。

　　我们看为何人体会有那么多疾病疼痛，血管为何会闭阻不通？因为血管长年累月运行各种营养物质，久而久之，管壁上就会附着很多杂质积垢，这些垢长期得不到清洁，会让管腔变得越来越狭窄，管壁会变得越来越厚，管道弹性越来越差。这样动脉硬化、静脉曲张、血管狭窄、心肌梗死、高血压、脂肪肝等各类时代新病名就纷纷冒出来了。

　　从中医学角度来看，对于这些疾病，我们取到了这个管道之象，治疗思路就既清晰也简单。

　　管腔变狭窄，我们就把它扩开来。怎么扩开来？首选柴胡，柴胡能疏肝入少阳经，主升发，它能够发动周身血管，向外扩张，如果配上桂枝，引到血脉去，对扩宽血管，效用就更非凡。

　　血管变狭窄变瘪，也与那股向外撑的力减少有关。就像皮球打气充满，它就圆滚滚，你给它放气，或者经常拿去拍打，但又忘了给它充气，它就会变得越来越瘪，越来越没弹力。

由此就可以想象，为何现在很多人血管都是瘪的、狭窄的，因为长年累月地支出，熬夜、房劳过度、工作超负荷、打麻将、炒股，这精气都是外漏的，就像皮球泄气一样，你不把泄孔堵住，这气永远也充不满，身体一气周流，永远不能很顺畅，疾病永远处于反复状态。所以想让管道变大、流量变丰，第一条就是不能有漏，不能疲劳消耗太过。

讲完第一点扩管，我们再讲第二点，如何让管道流畅，使得管道壁的瘀浊能通开，并把它清下来，就像给管道内壁刮垢一样。四逆散里头，哪味药可以刮垢通利呢？

毫无疑问，当然是枳实了。枳实这味药古人称它能够利七冲之门，身体但凡管道要塞之处有阻滞，比如胆囊壁毛糙、胆结石、肠息肉、痔疮、肝囊肿、子宫肌瘤、血管硬化，这些看似不相关的疾病，如果从管道生锈瘀堵角度来理解，大都可以用上枳实。《药性赋》上说，枳实能够宽中下气，力量非常强大，它能够直接把管道壁上的"锈迹"迅速清理下来，所以才被认为能通利七冲之门。

锈垢清理下来后，还要把它运走，不能让它留在那里。那么运走要靠什么呢？肝胆脾肠！这肝胆脾肠，都处于中焦，中焦就像人体中连接上下的十字路口，不可不通。这时老师选用两组对药，川芎配香附调肝胆，陈皮配鸡矢藤调脾肠，以协助枳实刮锈垢排污浊。

川芎上行头目，下行血海，旁开郁结，无处不到，香附为气病之总司，下气最速。这患者有胆囊炎，胆囊壁毛糙，明显是肝胆疏泄降浊之力减退，所以用川芎、香附助其疏通邪浊，使浊垢归于肠腑。

而陈皮、鸡矢藤，一健脾一通肠胃，使消化道保持通畅状态，这样所有锈迹污垢都能够回收到肠中，从而给浊阴一个出路，这叫浊阴出下窍。

我们看，一个城市能够保持非常卫生干净，是因为有很多清洁工，他们每天把各处的垃圾收到回收站处理掉，这样浊阴之物被带走，才能显示欣欣向荣的气象。人体也一样，这枳实、川芎、香附，上行下达，就相当于清洁工，将周身管道中的垃圾清理出来，通过陈皮、鸡矢藤，就能够把所有垃圾运送到回收站，即人体的肠道，然后再排出体外。这个方子中，老师重用鸡矢藤50克，起到强大的排浊功效，能把浊气收归六腑，使浊阴出下窍。

凡是这类管道壁垢积严重，堵塞厉害，管腔变窄的患者，都容易出现各类痛症，心慌心悸，头晕脑胀，行走不利。对这些患者来说，更需要少吃荤多吃素，因为荤浊之物，会加重管道壁的垢积，而清洁的素食，可以帮助洗涤管道，并且平时要勤运动，这样有助于污垢的排出。

讲完了第一步把管道扩宽，第二步把管道污垢清下来，接下来，我们再讲第三步。

这类管道壁积垢堵塞、管腔变窄、管道弹性变差的患者，由于血管长期硬化，不柔软，就像树枝一样，缺乏水分滋养，会变得干硬枯槁，所以我们要让血脉柔软起来，不要动不动就发脾气，使血脉处于绷紧状态，越绷紧就越容易断，越干枯的树枝，就越脆。所以高血压、中风、脑出血、心肌梗死等疾病，多是在发脾气后诱发。

当你看到这患者脉弦硬时，你基本能猜出，他的脾性是如何的。这类人神经血管就像绷紧的绳索一样，没有弹力也没有柔韧性，缺乏回旋的余地。他们很容易跟别人计较争斗，而他人的很多有利的建议他们也听不进去。

所以在治疗思路上，我们要柔肝缓急，别让肝脏的弦绷得那么紧。这肝木就好像被烧干了一样。《道德经》说万物草木刚生长的时候都非常柔软，而死亡的时候都是干枯硬邦邦的。所以柔软富有弹性，充满水分，就意味着健康，生机。而枯干硬邦邦，没有弹性，缺乏水分，就意味着多病，短命。

我们知道肝阴不足，脾气暴躁，性格执拗，往往会造成这种弦脉，导致血管硬化，加速身体血管内的蒸发，而使人更容易早衰。所以我们的思路无非就是，把水分收到血管内，把僵硬的血管变得柔软松和，而能够执行这两大功能的，首推经方里的芍药甘草汤。

一个正在抽筋的人，脚挛急，处于筋脉失养拘急状态，喝芍药甘草汤后，其脚即伸，僵硬不能屈伸的状态得到解除。

所以四逆散里，芍药、甘草两味药，就是专门把水补充到血管壁上的筋膜，使硬邦邦的血管壁得水滋养，变得柔和起来，得到津液的滋润，重新恢复往日的弹性。

看来一首四逆散，里头的道居然如此之深，如果简单地认为它就是治疗肝气郁结，四肢厥冷，那就太小瞧这首汤方了。

在老师的处方中，还用到了白术、茯苓这些药，主要是加强脾胃升降搬运水湿的功能。这两味药也是经方常用药对，是治疗脾胃的最佳拍档。脾主周身之湿，当人肌肉筋骨周围很多湿气时，就容易酸胀或抽筋，而这酸胀抽筋背后，是因为筋骨肌肉细胞里面缺水，外面则水汪汪。所以我们用白术、茯苓可以把湿变为津液，送到细胞深层次去滋润，然后再把水湿淡渗到膀胱排出体外。

你也可以选用淫羊藿、小伸筋草，一个补肾阳助气化水湿，滋润深层细胞，一个把筋骨周围多余的水湿利出来，这组药对也能够很好治疗水湿造成的抽筋。你还可以用白芍、甘草这组药对，阳虚的可以加点附子，直接把水湿气化成津液，补到肌肉细胞深层次去，使其不缺水，然后本身芍药又有利小便之功，再把浊水排出来，水循环建立后，抽筋自然消除。

其实很多病，并不是身体缺乏水湿营养，而是水湿营养游走在细胞以外，不能够变为津液进去滋润，为细胞组织所用。就像因为过度砍伐森林，结果水土流失，地表不固，一场暴雨，水湿还不能深入地面深层中去，就在表面流失了。故而表现出一派外在湿象，而内在却干燥的状态。这就是为何舌苔白腻，口又干渴的患者，我们一看就知道他身体表层的水湿很重，不能变为津液，去滋润深层次的细胞，所以身体发出渴的信号，但喝水又运化不了。这时我们需要用点苍术、茯苓这些健脾除湿、化湿为津液的汤方，把脾土这个河堤巩固起来，因为治水湿在于脾脏，一旦脾功能强大起来，到处泛滥的水湿之象，如舌苔滑腻之象很快就消除了，而口腔中干燥缺乏滋润的状态也缓解了，随之变湿润了。

就好比河流堤坝不牢固，大水一过就被冲垮，搞得到处水泛，一片湿浊现象，而真正下游一些地方，却缺乏水的滋养，这时所要做的，就是把堤坝筑好，令水湿归位，不归位的水湿就是邪浊，归位的水湿就是津液。苍术、白术、茯苓这些药物，可以健脾化湿回津，把不能利用的湿浊回收利用起来，所以被称为健脾圣药、除湿圣药，为历代医家所喜用。

这样一思考，那你碰到一些老人家，问他腿抽筋吗，脚走路是不是很沉啊，肚子是不是鼓鼓的啊，早上是不是一起来腰就酸得难受啊，晚上是不是夜尿很多啊，早上起来后这手是不是硬邦邦的啊，连握拳都握不紧啊，这眼睛是不是被一层水雾蒙住啊，这头部是不是一阴雨天就重浊像戴了一顶帽子啊……

像你这样，一下子发连珠炮弹一样，问出系列病症，似乎每一句话都说到了他的心坎上，他必定瞪着眼，惊讶不已，同时微笑着点头如捣蒜。这时你就可以给他开出除湿健脾的汤方，让他回去吃吃。他所头痛的一大堆疑难杂症，都会随着湿浊变为津液后，慢慢缓解改善好转。

或许，还有学生会疑惑，这抽筋不是缺钙吗？要不要补钙呢？

一听他这样问，就知道他还没有学会用中医的思维去思考疾病。

我们看，哪两种类型的人最容易抽筋？一种是中老年人，中老年人身体就像老树一样，即使浇很多水，也不能够吸得很饱满，还是很干硬的。所以中老年人随着生命的进程，阴阳会两虚，就像下午四五点钟的太阳，将近落山了，剩下的只是余晖余热，已经不再像青壮年那时候，像初升的太阳，如日中天。青壮年时阳气足，可能灌上几瓶啤酒，身体也能将其蒸腾气化掉，就像一条湿毛巾，挂在中午十二点的烈日下，一会儿就干了。

但是如果是六十乃至八十岁的老人，阳气已经很微弱了，可能就吃了一个苹果、梨子或香蕉，身体的阳气都不能把这些寒湿给运化掉，结果三焦就像沼泽一样，湿漉漉，不能把水湿给利用起来。这样晚上一睡觉，就老容易梦到过世的老人，或者做一些阴寒的梦，又或者半夜里因为抽筋而醒过来，频频地上厕所等。

这都是邪浊湿气不能为身体所运化的结果，就好像一条湿毛巾，在下午五六点钟以后，拿到太阳光中去晒，很难把它晒干。所以中老年人为何要禁吃生冷，道理全在这里。再好的营养品如果身体不能运化，强吃下去，就等于开门揖盗、引贼进门。

所以中老年人阴阳两虚、水湿内停后，给他们开桂附地黄丸，通过桂枝、附子，能够把熟地黄、山药、山萸肉的阴液补到筋骨里头去，濡养筋骨，使之不抽筋。然后再用茯苓、丹皮、泽泻开挖通道，把水浊利出去，使湿不泛滥。就像种庄稼，一方面给它晒太阳、浇水，另一方面给它挖好沟渠，这样既有水湿气化，令它滋润柔软，又可以通过沟渠把那多余的水利走。

中医就是这样天人合一、人与自然相应地看病悟理。但凡具备这样的思维后，天地万象皆可入我医囊，诚如庄子所说，天地与我并生，万物与我为一，我身上运化的道理，就跟天地运化的道理是一致的，只要通其一窍，则百窍皆通。

好，我们来谈第二类抽筋的人，就是那些在球场上驰骋的勇猛青壮年，他们不缺钙啊，怎么会抽筋呢？他们身体练得像牛一样壮，怎么在关键时刻就捂着脚，躺在球场中间跑不动了？原来整条腿都在剧烈地抽筋。

这个现象非常常见，你只要认真去观察，会发现这里面很有意思。他们在剧烈运动时，出了很多汗，造成一种脱水的象，细胞里头的水不断地往外发，然后他们觉得很口渴，就拼命地灌冷饮，这些大量的水湿，没有足够的阳气气化推动，根本进不到细胞的深层次中去。

所以表现出来的症状是，细胞内部不断地缺水，细胞外周浸泡在水湿的海洋之中。由于大量运动，气津两伤，津伤则渴，阳气伤则不能把喝进来的水变为细胞内部津液为我所用，这样身体就出现重要部位缺水，而外周却水湿多余，呈现出抽筋的状态，不要说钙离子没法为身体所用，就连各类营养物质的交换也出现障碍。

这时我们就要从阴阳的角度去思考用药了。既然里面的水不足，我们用芍药甘草汤，直接柔筋缓急，同时把水液补进去；而附子或白术、茯苓，助身体阳化气，帮脾脏健运，把能够变为津液的水湿通通都变为津液，为我所用。需要切记的是，用温阳助气化的药来恢复身体功能，才是真正治湿的根本，因为身体气化功能一恢复，细胞深层次可以直接从周围汲取水分营养，没有半点障碍。这时即使身体吃很少东西，也可以把这些东西充分吸收，利用到极致。这就是为何修道的人到后来会辟谷，每天过午不食，吃很少东西，精力也很旺盛，干很多事儿，寿命也很长。这是因为他们身体的气化功能非常好，内外都很通透，水湿变为津液，根本就没有障碍，他们即便喝着泉水，也能够直接补到深层次里面去。而不像很多普通人经络堵塞，阳气不够，天天喝着高营养的果汁、牛奶，代谢不了，也一样抽筋，骨质疏松。

可见，人体往往不是缺什么，而多是阳气的气化功能受到伤害，不是身体真的不足，而是吸收转化功能减退了。

我们不能只停留在有形的营养层面上去思考，这样就落了下乘，我们要从无形的气机转化、炼湿为津的功能层面上去参究。想想为何有些人吃粗茶淡饭，也可以长得强壮如牛马，而有些人天天抱着营养套餐，补来补去，身体却长得像弱不禁风的豆芽菜。

所以老师常说，粗守形，上守神。切莫拘泥在有形物质上思考疾病，应当在无形气机中参究健康。

◇ 参究提示

1. 学医要善于去参究领悟。

2. 中医是道法自然的医学，放到大自然天地万象中去学习会上手得更快。

3. 虽然说取象比类、远观近择的思维是最基本、最原始的中医思维，但往往这最普通的思维里，却蕴含着最高深的医道。

4. 不要忽视基本的阴阳五行经络气血概念，任何一门学科最基础的概念常常是最重要的。

第五章

治法

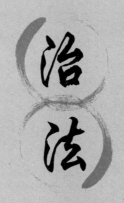

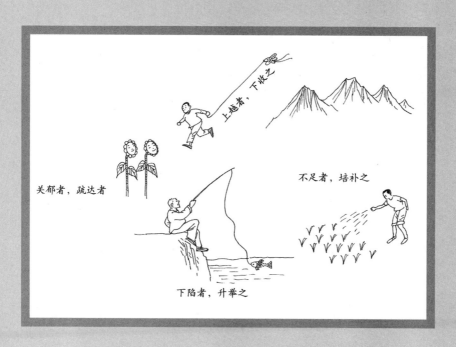

善于观察天地自然变化者，必善于了解人体。

善于了解人体者，必善于为疾病立法。

因为法无定法，道法自然，法无高下，当机则受用。

大地干旱，一场春雨后，草木自然欣欣向荣。

天气阴霾，一场大雨过后，自然转为晴朗，阳光普照。

沉寂了一个冬天的草木，春风吹过来后，都纷纷苏醒。

亢盛了一个夏天的动物，秋霜一降后，都纷纷躲藏起来。

风筝飘得太高了，就在下面收一下。

鱼儿咬住了钩，往下沉的一瞬间，就立马把钩提起来。

农夫看到土壤板结，必然会用锄头松开。

田地庄稼枯黄，他们随即就知道该施些肥料。

……

可见法无定法，因机设法，随机应变，辨证立法。

59.从阳光与乌云悟通降法

《医述》曰："盖人赖胃气以生，药亦赖胃气以运。"
古人曰："胃以降为和。"

足阳明胃经为多气多血之经，胃肠以通降为补。上为阳，下为阴，阳明胃经一通降，上下阴阳自对流。

有个老病号，女，66岁，胃反酸11天，纳差。吃了胃药，没管用，反而腰背寒，脚凉麻，她便来任之堂就诊。

老师说，我们治胃酸，很少用中和胃酸的思路，都是去通降阳明。六腑以通降为和，你上面胃反酸、烧心，下面腰脚凉，是上热下寒，上面热气不能到下面去。

老师切完脉后，给她开了肠六味（火麻仁、猪甲、艾叶、苦参、鸡矢藤、红藤）加味。方药为：

火麻仁 20克	猪 甲 10克	艾 叶 5克	苦 参 5克
鸡矢藤 30克	红 藤 20克	珠子参 10克	木 香 15克
香 附 15克	黄 芪 30克	知 母 10克	当 归 15克
党 参 20克	3剂		

患者一吃完，反酸就好了，腿脚也暖些了，大便非常通畅，整个人像是松绑了一样。

老师对大家说，这个患者情志不舒，加上饮食不节，农村人说是吃了压气饭，带着郁怒的心态，又着急地吃饭，这样有形的食积跟无形的气聚阻在那里，下不去，酸就往上泛，酸往上泛，就烧心、烦躁、睡觉不好。阳明胃肠降不下去，腰就冷，腿脚就凉麻。

那为何用通降阳明，就能够让患者腰脚温暖起来呢？

老师说，阳明胃经最多水谷气，古人说它是多气多血之经，阳明胃这团热气，停在上面不降下去，上面就热下面就凉，一让它降下去，上面的烦热也消了，下面也暖了。所以碰到这种患者，中焦关部郁滞，反酸烧心，脚凉麻，你们要记住通降阳明。即：

上热下寒腿凉麻，阳明通降热下达。

烦躁不宁眠又差，治病当先察其下。

为何患者吃了中和胃酸的胃药，胃还是不舒服？因为它没有解决这胃气通降的根本。老师常说，人赖胃气以活，服下的药也需要赖胃气才能运化。所以要好好琢磨，为何我们治疗脾胃病、肝肠病，常要用到木香、香附或陈皮、焦三仙这些行气醒脾、开胃消积的药？不单是为患者积滞而设，也是在帮助患者运行药力。

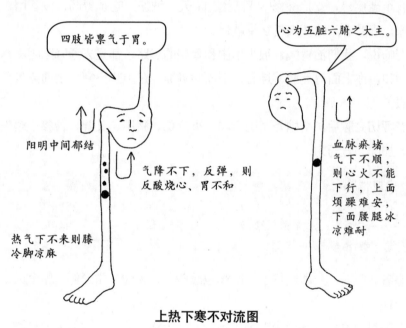

上热下寒不对流图

你们要去参，为何人体这团气，郁在局部，局部就热，但周身其他地方却寒？这时寒热虚实相互夹杂，该怎么治？是去针对他的疾病症状，还是针对他的气机？是去治病，还是去恢复人体正常生理？角度不同，指导用方的思路就不同。

当天空乌云密布、云层增厚时，天上的太阳，也像往常一样照射，但阳光的温暖，却不能顺利抵达地面，结果地面就阴冷得很。这时乌云变为雨下来后，天空再次恢复晴朗，阳光高照，地面很快又温暖了。

太阳没有一天不照耀大地，人体心脏没有一刻不给五脏六腑力量。人体胸中痰浊、胃肠积滞，通通降下来后，那心脏的阳光就会直接暖到脚趾头去。这个世界从来不缺乏阳光，而是很多地方被阴霾挡住了，阳光没办法到那里。

◈ **参究提示**

1.《此事难知》曰："大凡治杂病，先调其气，次疗诸疾。"
2.《清静经》曰："降本流末而生万物。"
3.气不顺降，人参鹿茸也不能使脚暖。

60. 从风寒积聚看发表通里

《黄帝内经》曰："愿闻人之五脏猝痛，何气使然？岐伯对曰：经脉流行不止，环周不休，寒气入经而稽迟。泣而不行，客于脉外则血少，客于脉中则气不通，故猝然而痛。"

又曰："寒气客于小肠膜原之间，络血之中，血泣不得注入大经，血气稽留不得行，故宿昔而成积矣。"

《明医指掌》曰："在表者，汗而发之。在里者，下而夺之。"

我们发现，老师平常在临床上最常用的两大治法就是发表和通里，甚至有的时候把两个大法合起来用，这叫合方合法治疑难杂病。

现在到任之堂来看病的很多患者，病情都比较复杂，不好治，很多还有心理方面的问题。不仅在任之堂这里是这样，在全国也是这样。

空调的广泛应用，使很多人肌表常年为寒邪所束缚，好像被无形的绳索捆绑得紧紧的一样。冰箱，虽然有保鲜作用，但同时也让很多人贪凉饮冷，导致胃肠受寒，寒则凝滞不通，肚子常年有积滞不化，就像高山上的冰雪常年不消一样。那该怎么办呢？

发表通里，两法并进。开窗户跟通下水道，双管齐下。

有个患者，男，25 岁，常年鼻子不通，没精神。在餐馆里工作，心情抑郁，老提不起劲，经常跟他的伙伴们喝酒，而且一喝就是喝冰啤酒，想借酒消愁，想不到酒没有把愁给消了，反而把病给招来了。冰啤酒加上餐馆里的空调，让这个年轻如朝阳初升的小伙子，手脚冰凉，鼻子不通，肚子经常闷痛，大便也不成形，排出不畅。

老师一摸他的脉说，这脉是紧的，紧是为寒邪所束缚，你这容易得风湿啊。

他说，是啊，我现在手经常僵硬，不想碰冷水，肩背腰都痛，整天都提不起劲。

老师跟他说，你整个人就像被寒气捆绑住一样，人怎么能有劲呢？用温阳药给你松松绑吧。

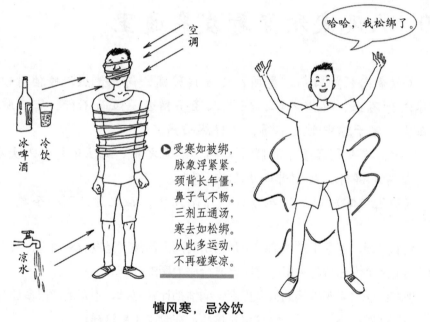

空调

冰啤酒 冷饮

凉水

哈哈，我松绑了。

受寒如被绑，
脉象浮紧紧。
颈背长年僵，
鼻子气不畅。
三剂五通汤，
寒去如松绑。
从此多运动，
不再碰寒凉。

慎风寒，忌冷饮

然后老师就给他用上五通汤加威灵仙、鸡矢藤。

他才吃了 3 剂药，鼻子就通气了，脑袋也清醒了，人一下子就有精神了。这小伙子年轻，病来得快去得也快。老师叫他以后不要再碰冰啤酒了。

于是我们编了一首歌诀曰：

五通汤治寒邪伤，发表通里两法彰。

再加灵仙鸡矢藤，寒积痹痛可担当。

　　老师随后叫大家去参这五通汤的组方大意。这五通汤可是陈潮祖老先生毕生经验的总结，集通气、温化跟发散三法于一体，主要是一个温阳化气的方子。针对现在很多患者长期为阴寒所困，或空调或凉饮或水果等，里外受寒，阴成形，用这个助阳化气之方，通达三焦，让患者的寒气如同被阳光一照，蒸蒸而散。就像冰雪遇纯阳，随即化为水一般，陈年寒积，汗出而解。所以很多这种里外受寒的患者，服用五通汤后，精神马上为之一振，整个身体好像松绑一样，有劲了。

　　老师又叫大家去参《金匮要略》中的"五脏风寒积聚病脉证并治"篇。为何肌表受风寒后，会引起内脏的积聚？为何古人说"诸症当先解表"？

　　我们到日常生活当中去悟吧。在超市里可以看到很多真空包装的食品，内外不通气，里面的东西都板结成一块，松散不了，可一旦用剪刀把袋口剪开后，空气灌进去，食物立即就松散开来。

　　我们取这个象，不妨来看看。人体腹中有寒积、满胀，就像板结的一团，从里面攻，揉捏，它都不容易化开。这时，何不先把表气打开，让外面那一层捆绑着身体的寒气先散走，里面的真元自然很快流通起来。很多患者跟老师去爬山，刚开始病恹恹的，走不动，一旦爬出汗后，寒从汗解，肌肉松通，便越走越快，而且人还不累。这就是因为通过运动发汗，让表气开通后，里气流通更顺畅。

　　《黄帝内经》反复强调，寒气在外面，客于外面肌表，照样会引起里面血脉不通。所以说，欲通里积，当先解表寒。这就是五通汤之所以能里外皆通的道理。故曰：

　　　　表解一身轻，里通一身劲。

　　　　解表与通里，两者要并行。

◈ 参究提示

　　1. 通法分为表通跟里通。

　　2. 人体是个整体，五脏六腑连成一体；人与天地自然更是连成一体，所以要时刻与天地同步，与天地共同升降出入，要表解里通。

3. 表气不通,如家中门窗俱关,人在里面都会闷坏。出入废则神机化灭,升降息则气立孤危。可见出入废掉后,比升降息还更严重。

61. 从天清地浊人要活领悟给病邪以出路

周学海《读医随笔》曰:"凡治病,总宜使邪有出路。宜下出者,不泻之不得下也;宜外出者,不散之不得外也。"

古人云:"头痛不离川芎。"

治病总是要顺天地之气、人体升降之机,逆之则为害也。

有个女患者,58岁,胃气上逆不降,反酸呃逆半年,伴头痛,而且脚部也痛了三年。浑身上下一大堆毛病,也吃了不少药。

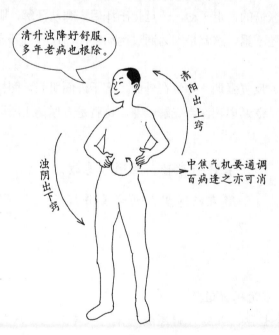

她跟老师诉着苦,老师一边听,一边切脉,很快方子出来了:通肠六药(火

麻仁、猪甲、艾叶、苦参、鸡矢藤、红藤）加左金丸（吴茱萸 3 克，黄连 6 克），再加川芎 10 克、珠子参 10 克，3 剂。

患者还没说完，她一愣，说，医生这么快啊。

老师说，是啊，你身上的问题确实很复杂，但大道至简，我们只要把人体大的路子理顺，该往头上走的，让它从头上透出来，该往肠子走的，让它从底下泻出去，中间反酸烧心，就在中间帮它条达疏泄。这样所有问题都能解决。

患者拿药回去了。等她再来复诊时，特兴奋地说，大夫，我本想只来你这里治疗嗳气呃逆反酸的，想不到你连腿痛也治好了，还治好了我的头痛，我这么复杂的病，吃了你这药，都好转了。

老师说，没什么大问题，你这病复杂，是自己吓自己，说穿了，就是一坨屎一口气憋在那里。

然后老师叫大家回去参这方子，有三个思路，分治上中下，是哪三个思路？为何患者常年胃不舒服，治胃效果不好呢？为何说中医知道患者整体的脉势、病因病机，比知道患者得什么名称的病更重要？

我们一看，这不就是用通肠六药走下部，治地降其浊吗？然后用左金丸走中部，疏肝降胃，缓解木克土引起的反酸、胁肋胀不适。再用川芎、珠子参走头部，治天，所谓头痛不离川芎，而一味珠子参，亦是治头痛之妙药也，两味药合用就把头部的郁滞从头发出去。这样上焦天部得透，中焦肝胃得和，下焦肠浊得泻，自然诸症调和，顿感舒适。

治胃不独治胃，必须从上中下三部来思考。很多老胃病久治难愈，就是因为只盯着胃治，中医注重整体观，从整体上认识疾病很重要，因为病变部位往往不是真正病因所在，就好比经常生气的人，如果出现胃痛或者腹部不舒服，这病根就在肝，就要来治肝。

还有那些常年头痛、眼花、反酸呃逆的患者，他的病症表现在上面，而真正的病根，却在阳明胃肠这个通降大道没有搞通，浊阴才降不下来，所以我们只要把这真正的病根治好了，那头痛、反酸、呃逆、腹胀这些看起来复杂又不相关的病症，一下就治好了。

所以老师常说，我们中医要走大道，不走拐弯抹角的小路子，要顺人体之性，不要被疾病牵着鼻子走。要抓病机，不要抓病名，要拉住一根主藤，不要去管细枝末节。

◇ **参究提示**

1. 治上焦要清宣，治下焦要排浊，治中焦要灵活。
2. 清阳出上窍，浊阴出下窍。
3. 治病必求于本。

62. 十字路、三岔路与人体要害

《黄帝内经》曰："气反者，病在上，取之下；病在下，取之上；病在中，旁取之。"

又曰："凡治病必察其下。"

有个患者，男，36岁，一坐到诊台前开口说话，臭气就飘过来，隔着桌子都能闻到口臭，这口臭已经不轻了。

他说，大夫，我一吃油腻的东西，口臭就明显加重，不断往上泛，这是怎么回事？

老师摸完脉后说，你舌苔黄腻，腑气不降，双关脉郁，胸气不开，左寸不足，整个脑袋缺一股阳气，头脑晕晕沉沉，颈背部不利索。

他点头说，是啊，我有颈椎病好多年了，那该怎么办呢？

老师说，就吃药吧。

然后给他开肠六味（火麻仁、猪甲、艾叶、苦参、鸡矢藤、红藤）合通脉三药（葛根、川芎、丹参），再加胸三味（枳壳、桔梗、木香）。3剂。

后来复诊时，他一坐在台前，老师就在那里嗅一嗅，嗯，闻不到臭味了。

患者也说，是啊，我也觉得口臭好多了，没以前熏人了，颈部也没那么不舒服了，而且吃这药放了不少屁。

看来口中臭浊，已经从肠道下面排出去了，浊阴出下窍，这是一件好事。

老师说，这口臭虽然是一个小问题，但长期折腾人，也怪不好受的。我们治一个小小的口臭，也是用天地人的思路。你们去想想，它是怎么在这方中体现出来的？如何抓主症而用上药阵呢？

我们再一看方子，果然清晰不少，治天部的就用通脉三药：葛根、丹参、川芎。患者整个肩背颈都不舒服，这颈相对于大脑来说，是处于下位了，按照《黄帝内经》下病上取的思路，我们直接用这通脉三药，把阳气跟血直接引上大脑，那所过之处必随之舒畅，脑袋也随之清晰。

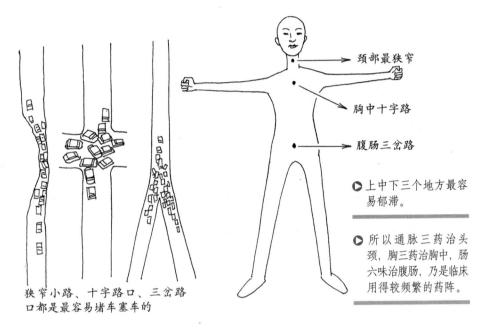

狭窄小路、十字路口、三岔路口都是最容易堵车塞车的

颈部最狭窄

胸中十字路

腹肠三岔路

▶ 上中下三个地方最容易郁滞。

▶ 所以通脉三药治头颈，胸三药治胸中，肠六味治腹肠，乃是临床用得较频繁的药阵。

人体最容易郁滞的地方在哪里

而治地部的药，不就是肠六味吗？老师常说通肠降浊可除臭，这浊阴上泛引起的口臭，我们要上病下取，治在地。肠道者，土也，万物归土，归入肠中往下降，就不会传到别的地方去。所以通过通降腑气，臭气自然下达，不再向上泛溢。

而治人部的，不就是胸三药吗？这三味药，升降开合，把胸中气机打开，那么上下升降的路子就无障碍了，胸气一开，人也阳光，臭气也能往下排。

你们回去参参为何我们临床上最常用这三组药阵？想想人体最容易堵塞的地方在哪里？如果不清楚的话，那就去马路上看看来往的车辆，为何狭窄的马路容易塞车？那人体最狭窄的地方在哪里？为何十字路口跟三岔路口最容易堵车？那人体的十字路口、三岔路口又在哪里呢？

人的胸部是上下左右的十字路口，人的腹部是下半身的三岔路口，人的颈部是头与躯干的要塞通路。你会发现颈部、胸部、腹部这三个点，是人体气机最容易堵塞壅滞的地方。所以治疗瘀滞，下手就是这三个点。如同城市里，当交通要塞、十字路口、三岔路口车辆往来通畅后，整个城市交通都一派顺畅。

◇ **参究提示**

1. 中满者，当先治其标。

2. 小大不利者，当先治其标。

3. 脉道不通狭窄者，当先疏通之。

63. 从"白云朝顶上，甘露洒须弥" 看水火升降

《伤寒论浅注补正》曰："火不蒸水，则云雨不生，水不济火，则露泽不降。"

《医学入门》曰："神静则心火自降，欲断则肾水自升。"

人体下焦蒸腾气化，靠的是肾与命门。肾阴要有水，命门要有火，不然有水没火，就像冷灶烧水，锅里水平静不动，就谈不上往上蒸腾了。有火没水，就像锅被熬干一样，空锅烧水，根本没法正常气化。

人体上焦云行雨施，靠的是心肺，甘露洒须弥，滋润五脏六腑。肺主气、心主血的功能受损，用生脉饮，同补心肺，从上往下，如同给五脏六腑灌溉。

有个患者是美国华裔，男，44岁，平时劳倦，腰酸，大便稀，头颈不舒，口干，没力气，脸上也长斑。

老师一摸完脉便说，上下不足，中焦郁滞，当补下润上，疏通中焦。

便给他用桂附地黄汤合生脉饮再加香附、木香。

患者问，我这大便稀、没力气是怎么回事？

老师说，这是命门火不足，不能气化水，水湿瘀在下焦，大便则稀，水湿能够被蒸腾上头脑而为云雨，则津充神足。

患者又问，我长斑、口干是怎么回事？

老师说，这是熬夜劳累后，浊阴不降，水不能够向下滋润，心肺不能很好地收敛，就像整个空中都呈现阴霾状态却不能下雨一样，如能下一场雨，立即为之清朗。

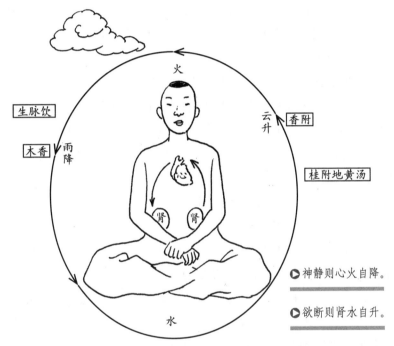

患者回去吃完药后三天来复诊，反映大便稀的症状吃完药后就改善了，头颈也舒服了，腰也没那么酸。他要回美国去，该怎么办呢？

老师说，效不更方，你可以用丸药收尾，饭前服桂附地黄丸走下焦，饭后服生脉饮口服液走上焦。这样下面阳气得升、湿浊化，上面津液得润、雨露下，身体便会更舒服些。

老师要大家回去参这合方治病的道理，为何要从整体入手，要有上中下的大思路？为何要选用桂附地黄汤合生脉饮，这里面体现着什么样的升降之道？

大家回去一想，思路都开了，这桂附地黄汤直接走下焦，把浊水利出去，再把肾阳命门之火制造出来，蒸发津液上承，所以大便稀、腰酸、头颈不舒都为之解除。

而生脉饮直接走心肺，养阴润燥，如天空布雨，滋润大地，可以解除烦渴口干的病症。人体心肺缺乏能量，也容易表现为疲倦，生脉饮就直接给五脏吃饱饭，养其真。这样看来，两个汤方合并，就是利用方阵升清降浊，升清者，阳化气也，降浊者，阴成形也。

而为何还要加入香附、木香？因为久病者，大都胸中有郁结，双关脉郁者，大都肝脾气机不舒展，用香附、木香，理肝脾，畅气机，解郁结，这样上下升降的通路就更顺畅了。

老师说，你们回去还要再参这水火升降的道理。现在很多患者从大方面来看，身体都不交泰、不舒服。上下水火升降失司，中焦气机又壅滞，所以百病丛生。我们治病要有上中下通达的思路，上面降火以下行暖肾水，下面肾水上承润七窍，这样升降循环，才是天地交泰的气象。好比太阳照射大地，地热把水气蒸到天空为云，如此往复，顺畅循环，百病消除。

为何现代人，多心火上越、肾水下耗呢？

老师说，当你们把这个话头参透后，就知道怎么修身、怎么治病了。

原来古人早说了，神静则心火自降，欲断则肾水自升。心神思虑少了，气火就往下收，就像用生脉饮把精气神往五脏收，使五脏能吃饱饭，充满力量一样。当欲望减少时，消耗的肾水自然少。肾水消耗少了，就会慢慢地充实，沿着督脉、膀胱经升上来，头脑就清爽，记忆力强，耳聪目明，身轻体健。

这样我们再回归到老师的方子来看，原来老师用桂附地黄丸就是让患者肾水自升，用生脉饮就是让患者心火自降。配上木香、香附，调左右肝脾，畅中焦郁滞之气机，令中焦升降更灵活。

◇ 参究提示

1. 地气上为云，天气下为雨。
2. 白云朝顶上，甘露洒须弥。
3. 桂附地黄丸蒸水上承心，生脉饮降水下达。

4.交通上下取诸中，这是《黄帝内经》治病的一个原则，也是加香附、木香调左右关脉的道理。

64. 从堤坝漏水看带下治法

《傅青主女科》曰："妇人有带下而色黄者，宛如黄茶浓汁，其气腥秽，所谓黄带是也。"

又曰："夫带下俱是湿证。"

上观天可以知道上焦病的治疗大法，下观地可以明白下焦病的治疗大法，中观人可以清楚中焦病的治疗大法。看到堤坝漏水，能否得出治疗带下、遗精、慢性泻痢、尿频急等下焦病的主要治法呢？

以前提过白带的治法，当补脾除湿，那黄带呢？老师说，白为寒湿，黄多为湿热，白的异味一般不重，黄的大都有腥臭味。所以治黄带还要加清利湿热的药，比如黄柏、龙胆草。

有个患者，女，49岁，白带量多。

老师见她舌苔黄腻，根部尤甚，双关脉郁，便问她，带下异味重不重？

她点了点头说，非常重。

然后老师便说，用易黄汤（山药、芡实、白果、黄柏、车前子）合三妙汤（苍术、黄柏、炒薏仁）。

患者吃了药后来复诊，说带下异味大减，量也少了。

老师说，你们要去参这里为何要用上车前子、炒薏仁、黄柏？为何还要用山药、芡实、白果？为何一边补收，一边又要清利？还有你们回去要好好看一下《傅青主女科》，里面好几首方子都是传世名方，屡用屡效啊！

大家回去再看带下的机理，立即明白了，原来带下都是湿邪作祟，湿性重浊下注。为何会有湿呢？首先脾主湿，肾主水，脾肾亏虚在前，湿邪才泛滥在后，所以治病必求于本。这本虚标实，就要连起来看。

治本就用山药、芡实、白果，直接补脾固肾止带，但还有多余的湿热，这标实该怎么办？

如果不把它利出去，留在身体里面，可能会成为百病之源，所以适当加些黄柏、炒薏仁、车前子，加强清热燥湿利水之功，在下焦给湿邪一个出路，因势利导，则秽浊腥臭之气，随之排泄而减少矣。

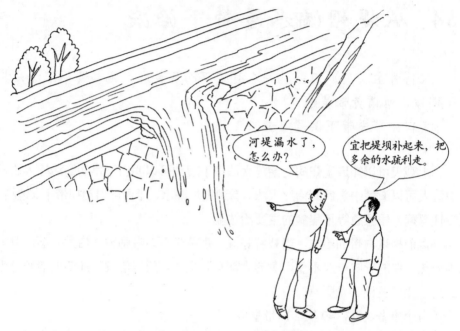

固堤坝靠培脾土，利水湿靠渗膀胱

我们在临床上常见老师把易黄散跟三妙散连起来用，故称之为易黄三妙汤。对于妇人脾肾亏虚、湿热下注引起的黄带或阴道炎、宫颈炎，常常几剂药就见效。这是一个标本兼治、扶正祛邪并用的思路。

凡治病必须要分清来源去路，身体产生带下，就如同河道堤坝漏水兜不住一样。水渗出来把堤外都弄得湿漉漉，这时是去清除堤外的水，还是加固堤防？当然两者并行才能根治。

加固堤防是治其来源，把渗出来的水湿疏导利走，是治其去路，两者并行，正如张从正所说，求得标，得其本，治千人，无一损。

◇ **参究提示**

1．诸湿肿满，皆属于脾。
2．湿性趋下，易袭阴位。
3．扶正固脾，祛邪除湿，乃治疗湿证带下常规思路也。

65．升降散与郁六药

《黄帝内经》曰："凡治消瘅、仆击、偏枯、痿厥、气满发逆，甘肥贵人，则高粱之疾也。隔塞闭绝，上下不通，则暴忧之病也。"

饮食跟情志，是当今时代两大病根子。食不忌口，胡吃海塞，肥甘厚腻，来者不拒。这种人容易中焦瘀堵，肥满，得胆汁反流性胃炎、食道炎、咽炎，这就是《黄帝内经》上说的"气满发逆，甘肥贵人，则高粱之疾也"。

心不宽阔，遇事着急，稍有不顺，便发脾气，时而暴怒，时而忧郁。这种人容易中焦郁塞，胸胁胀满，口苦咽干，心烦难寐，上面胸中热，下面腰脚凉。这就是《黄帝内经》上说的"隔塞闭绝，上下不通，则暴忧之病也"。

如果患者既有饮食不忌，又有情志不节，该怎么办？近来这类的患者越来越多，适逢秋天到来，金气一往下收，患者瘀堵的病症就更明显了。

有个患者，女，42岁，烦躁失眠，胸胁胀满，口干渴，有咽炎、食道炎，经常反酸打呃。

这几天天气变凉，正逢节气转变，患者周身都疼痛不舒服，容易发脾气。晚上烦躁，睡不着，口中浊气重，舌苔腻厚。

老师就给她直接开升降散合六药，郁六药即胸三药（枳壳、桔梗、木香）合郁三药（香附、郁金、玫瑰花）。

患者喝了3剂药后，整个人就松快了。她说，吃完药后，好像整个人一下子放松了，没以前堵得那么厉害，所以睡觉也好了，脾气也没那么大了。可见人的性格会导致疾病，而病痛也会影响性格，当你把患者的病痛舒缓后，她的脾气性格都会往好的方面转变。

老师就叫大家去参为何升降散还要联合郁六药来用？这升降散本身不就已经升清降浊了吗，还要用上大量顺气的药，目的是什么？

学生们想不明白，老师便说，你们还是学死了，没有学活。每天虽然看到很多患者，看到应用在他们身上的很多方子和药物，就像看万花筒一样，很新鲜，变化很大，方子也很丰富，但自己用时，却无所适从，虽然绚丽，但难以驾驭。

学生们问，为何这段时间，老师用这两组药阵治好了这么多疾病？

老师笑笑说，《黄帝内经》说"必先岁气，无伐天和"。就是说你要知道四季节气的变化，顺着它们走，治起病来更容易收效。

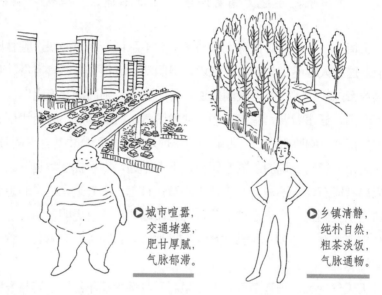

▶ 城市喧嚣，交通堵塞，肥甘厚腻，气脉郁滞。

▶ 乡镇清静，纯朴自然，粗茶淡饭，气脉通畅。

好比这段时间明显秋气往下收，你们去参参，当阳气往内收时，人会出现什么状态？那些吃清淡素食的人，身体通透，易往下收，很少瘀阻。而平时大鱼大肉、荤食不断的人，一下子往下收后，阳气跟痰浊就堵在那里。

这样外面收不下来，里面又不通畅，浑身浊气，管道又闭塞，人能不烦躁发脾气、闷胀吗？这就是我们用升降散的原因。患者表现为手心红热，身体烦躁，我们就可以直接调节其中焦气机，使其恢复正常升降。

学生们又问，这样升降散就够了，为何还要加上调气的郁六药呢？

老师说，我们调有形的积要与调无形的气同时并用。《伤寒论》不是讲这无形的气可以跟有形的痰啊、水啊结在一起吗？

升降散可以调有形的食积痰浊，但调无形的气郁的力量小了，而郁六药能调左右郁脉，畅达中焦，偏重于调无形气机。这无形的气最容易跟有形的实邪结成一块，所以调气要跟调有形积滞结合起来，速度就快。就这十味药，升降散四味，胸三味，解郁三味，用药并不多，但患者一吃上，胸中气机就转起来，上通下畅。

患者反馈，吃完后打嗝、放屁排气多，感觉很舒服。那些有形的实物积滞，跟无形的闷气通通都排出去，人自然就轻松了。这个合方的思路，也是在这种特定状态下用，效果不错。

我们再从天地人的角度来看这两组药的药阵组合。原来升降散就是升清降浊的方子，四味药中有质轻的蝉蜕和气清的僵蚕，透郁热从外出，又有大黄、姜黄化瘀血导痰浊从下行，推陈以出新，这样天部地部的药都在这四味药里头体现了。

而郁六药专调左右关部郁脉，左关郁者患者多生闷气着急，所以用郁三药，以打通肝胆胸胁气机。右关郁的患者多小肚子胀满，或腰间肥肉多，饮食不忌口，长期超量吃东西，所以用胸三药，以打通脾胃中焦气机。

这郁六药就是专门在中焦人部把气机打通的，凡郁皆出于中焦。中焦就像人体内的十字路口。为何现实生活中十字路口这个地方最多红绿灯、最多斑马线？最容易堵车塞车？为何车辆开到这里速度都变得缓慢？

这些问题想通后，我们就知道老师为何摸脉首先要找出郁脉，治病首先要重视解郁畅气机了。只有保持十字路口通畅有序，那么南来北往的车辆、东奔西走的人群，才会顺畅安全。人体也只有保持中焦气机通调，肝胆脾胃无阻，才能保证身体各部分的健康。

◇ 参究提示

1. 上下不通，当治其中。
2. 凡郁皆出于中焦。

3. 左关郁要顺气畅情志，右关郁要运动减饮食。

4. 郁六药乃畅情志药阵，升降散乃消饮食方剂。

66. 脉独大独小与顺其性养其真

《黄帝内经》曰："心者，君主之官。""主明则下安。""主不明则十二官危，使道闭塞而不通，形乃大伤。""所以任物者谓之心。"

又曰："何以知病之所在？岐伯曰：察九候，独小者病，独大者病，独疾者病，独迟者病，独热者病，独寒者病，独陷下者病。"

十堰有个患者，女，49岁，因手关节动不了，心慌短气，而住了六次医院。反反复复，不能治愈，她便出院来找中医。

老师说，左关脉郁，左寸细，心脏气血不够，肝脏有郁结，平时经常生小气吗？

她点头说，是啊，每次生完气后，身体就更不舒服。

老师便说，既然你自己都知道不舒服，为何要去气啊，气坏了身子谁来替？

她又说，大夫，你赶紧帮我治好，我还要到外地去帮我女儿带小孩。

老师说，你操那么多心干什么，你应该先操心你自己，不然的话，到别人来为你操心时，你就麻烦了。

她点了点头说，我是有些放不下。

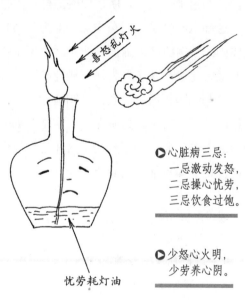

喜怒乱灯火

忧劳耗灯油

▶心脏病三忌：
一忌激动发怒，
二忌操心忧劳，
三忌饮食过饱。

▶少怒心火明，
少劳养心阴。

老师说，是操心操多了，心脏都没血了，身体不行了，医院都住了这么多次，还要到外地去，图个啥？

然后老师便说，这个还是用养其真、顺其性的药，左寸脉独小者，养心脏之真；双关脉独大，顺肝脾之性。

于是便开了养心脏之养真六药（红参、银杏叶、红景天、桂枝、枣仁、龙眼肉），加上顺肝脾之性的郁六药（香附、郁金、玫瑰花、枳壳、桔梗、木香），再加上制首乌和炙甘草。

红 参 30克	银杏叶 30克	红景天 20克	桂 枝 15克
枣 仁 20克	龙眼肉 20克	香 附 15克	郁 金 15克
玫瑰花 15克	枳 壳 10克	桔 梗 10克	木 香 10克
制首乌 30克	炙甘草 15克	3剂	

患者吃完药后，心慌短气大减，手指上关节紫暗的现象大为减轻，手上本来关节痹痛，屈伸不了，也慢慢地活动顺利了。然后第二次复诊时，老师又在原方基础上加了15克乌梢蛇，说，久病多瘀。

这患者再服完药后，手关节活动进一步改善，整个人都好多了。身体好了，她就想到外地去。

老师说，你这样还走不了啊，好不容易调过来，弄不好又会退回去。

她说，没事，我可以带药去。

老师说，你即使带药，也免不了舟车劳顿啊！

最后她还是决定到外地去，老师就给她原方加了20克火麻仁，通腑也养心。

老师说，这个时代的人，病好治，心不好医，身体容易调，脑袋的观念不好改。他们都不懂得大病初愈，应该静养的道理，吃几剂药，或有好转的苗头，心中欲望又多，想咋搞就咋搞了。

这也是很多疾病容易反复的原因。就像你的伤口刚刚长好，你又去碰它，它又破裂出血，重新再长好，时间就长了。表面的伤口都这样，何况人体内脏，长期生气跟操心伤到了心脉，这些地方损伤后要修复、养回去，都是要靠时间跟静养的。怎么能够稍微好一些，就不顾前车之鉴，好了疮疤忘了疼呢？

然后老师叫大家回去参，双关脉独大该怎么办？寸脉不足该怎么办？为何我们只是简单地顺其性、养其真，就把这个患者顽固的心慌短气、手部屈伸不利扭转过来了？

原来这是平脉用药，有是脉，用是药。双关郁，代表气滞，易生小气，这时用郁六药，目的是顺其性，疏通其气血，令其条达，胸闷心慌自平。

而寸脉细弱，是心脏气血阴阳不足，一方面阴液物质缺少，另一方面阳气鼓动无力。所以我们直接养其真，用上大量入心的药，如心三药，加枣仁、龙眼肉、桂枝，都是要把心阴阳气血扶起来。

这样心脉一好转过来，所谓诸痛痒疮皆属于心，那手臂的屈伸不利疼痛，不管是不通还是不荣，都因为心胸气血充足流畅缓解，心慌气短也有所舒缓。

心脏动力不足，整个人体运转都受影响。所以这里面的养真六药，目的是加强心脏动力。所谓心动则五脏六腑皆摇，心平则肢体百骸皆安。

老师常跟大家说治疑难杂病，要看到本虚标实，标实要看到久病多瘀，本虚要看到心脏气血不足。心为阳中之阳，为君主之官，不可不振。心主血脉，即便是标实的瘀血，它背后也是心脏功能不强，强大了心脏，就等于强大了周身的血脉。这也是小小的手关节屈伸不利痹痛，也要从心脏治疗的道理。

◇ 参究提示

1. 心主阳气第一，心主血脉第二。

2. 心眼太多，对身体不好，一根筋朴实的人，离健康更近一些。

3. 忧劳喜怒则伤心。

4. 忧劳耗灯油该养其真，喜怒乱灯火该顺其性。

5. 脉独小者养其真，脉独大者顺其性。脏腑之真得养，脏腑之性得顺，其病不治自愈。

67. 鼎三法在治疗更年期综合征中的运用

《黄帝内经》曰："女子……七七任脉虚，太冲脉衰少，天癸竭，地道不通，故形坏而无子也。"

又曰："阳虚则外寒，阴虚则内热。"

中医认为，阴虚则火旺，气郁则化火，积滞可生热。

五十多岁的妇人进入更年期后，常表现为心慌烦躁，身上发热，汗出，晚上睡不好觉，手足心也热。

这该怎么办呢？

老师说，不管是什么病症，都离不开升降这大原则。

有个女患者，50岁，手足心热有好几个月了，身上常莫名其妙发一阵热，舌尖红，心烦难寐。

老师问，脾气咋样啊，最近是不是经常吵架？

她笑着说，哪有不吵的，一天不发脾气，都不舒服。

老师说，不是说不能发脾气，但不要乱发脾气。不敢发脾气的人气弱，但随便发脾气的人气乱。能不发脾气的人，才心平气和。

然后老师便说，就用地贞颗粒合升降散。方药为：

地骨皮 15克	女贞子 20克	旱莲草 20克	五味子 5克
沙苑子 15克	郁 金 10克	合欢皮 15克	生甘草 8克
大 黄 10克	姜 黄 10克	僵 蚕 10克	蝉 蜕 10克
葛 根 30克	3剂		

患者才吃了3剂药，手足心热就大减，第一次来时，热烫热烫的，吃完药后，手就变得温和了，没那么烦躁了，脾气也小了。

老师说，你们回去琢磨琢磨地贞颗粒八味药，再想想女性更年期的体质特点，参一参还有什么原因会导致热火上蒸？

原来地贞颗粒是以养其真、顺其性为主的。更年期的妇人，大都真阴亏损，气机郁滞。真阴亏损之阴虚就会发热，气机郁滞，不通则热，所以她们大都心烦失眠，焦躁易怒，身热汗出。而地贞颗粒里面，地骨皮、女贞子、旱莲草、五味子、沙苑子、生甘草，这六味药都是以养其真为主，配上郁金、合欢皮，就能顺其性，放松神经，令气机调和，心生喜悦。

为何还要加升降散呢？老师说，现在秋天了，阳气往内收，痰瘀会壅阻脉道，导致不通，这些积滞不通日久，便会化热，所以我们用升降散，通腑开表，透热降浊，给邪气一个出路。这样郁热得解，人就轻松，积能够消，神就安稳。

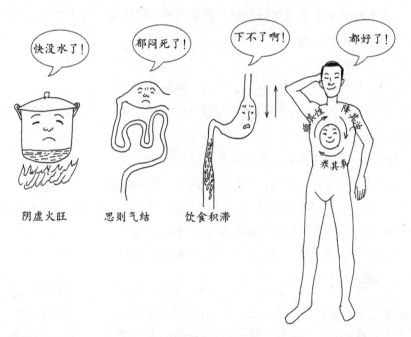

快没水了！　　郁闷死了！　　下不了啊！　　都好了！

阴虚火旺　　思则气结　　饮食积滞

更年期的妇人，很多心烦火大，都离不开这三大病机：一个是阴虚火旺；一个是气郁化火；还有一个就是体内有积滞，因为有形的痰浊瘀血食积壅堵，不通则烦热。所以在治疗思路立法上都离不开顺其性、养其真、降其浊。

地贞颗粒是以顺其性、养其真为主的，升降散是以降其浊为主的。顺性养真降浊，乃是天地之法，顺天地之道，客观说明人体新陈代谢规律，揭示人体阴阳升降之道。

我们看小到草木，大到万物之灵的人类，谁也离不开这顺性、养真、降浊。树木从一粒种子开始，吸取土壤的水分营养，就是养其真；经过自身努力，生根发芽，朝向太阳生长，不断地长大，就是顺其性；然后每天都有枯枝败叶，脱落下来，被新鲜的枝叶所取代，这就是降其浊。

而人体从饮食水谷、休息睡眠，养其真；到排汗尿便，降其浊；再到每天工作干活运动以顺其性，也遵循着这三大法则。只要任何一方面偏废了，就像一个鼎废了一只脚一样站不稳了，这人就没法很好地活下去。

所以我们中医治病调这三点，养生也养这三点。这三点，我们称之为"鼎三法"，如鼎之三足，缺一不可。明白这三点，不仅是更年期综合征，任何疑难杂病都可从此入手。千古医家也是在这三方面用功夫，只是每个人领悟的层面不同而已。

◇ **参究提示**

1. 阴虚则火旺，该养其真。
2. 气郁则化火，木郁达之，该顺其性。
3. 思则气结，结者散之，也该顺其性。
4. 积滞生热，该降其浊，消其积。

68. 痤疮与垃圾

《黄帝内经》曰："汗出见湿，乃生痤疿。高粱之变，足生大丁，受如持虚。劳汗当风，寒薄为皶，郁乃痤。"

又曰："诸痛痒疮，皆属于心。"

又曰："心主身之血脉"，"其华在面"。

心主血脉，其华在面，面部血脉的运行，靠的是心脏。心脏功能不够强大，血液里头的杂质就容易堆积，反映在脸上，气色就不好。如同一座城市，交通不顺畅时，城里的垃圾运不出去，堆积在各处，就容易长东西。这痤疮说白了，就是面部堆积的一团垃圾。

你见过用银翘散治感冒的方子来治痤疮的吗？

在任之堂这里，老师就常这么用。中医是抓病机的，只要是风热在表，不管是感冒咽痛，咳嗽，还是脸上长痤疮，身上得荨麻疹，都可以用银翘散一方统治。

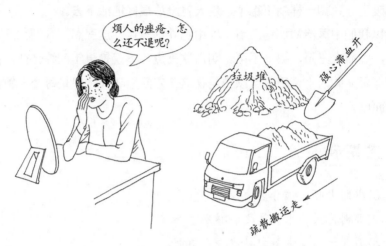

有个女孩子，26岁，额上长满痤疮，星星点点，色红，她还特意把前额头发留长了，目的是遮住那些顽固的痤疮。

老师叫她露出额头来看，这些痤疮都有好几个月了，大大小小，顽固不化。

她紧张地问，医生，能治好吗？

老师说，治得好。

然后，老师没开方，先帮她拍打肘窝。老师说，心肺有邪，其气留于两肘。这个患者，心肺有郁热，舌红，额上痤疮明显，心其华在面，肺主皮毛，凡是心肺伏热，都可以用银翘散疏散之。

于是老师边拍打，边叫我们把银翘散写出来，方药为：

金银花 15克	连 翘 10克	竹 叶 5克	荆 芥 6克
牛蒡子 10克	淡豆豉 15克	生甘草 6克	芦 根 10克
桔 梗 8克	薄 荷 5克（后下） 5剂		

老师拍打完了，这方子也开好了。

患者肘部显露出鲜红色的痧，这明显是郁热，如果是紫暗色的痧的话，就为寒瘀。对于郁热的，我们要火郁发之，用银翘散来透发，对于寒瘀的，就要用温通之法。

患者吃完 5 剂药后，带着一副笑脸再来任之堂，高兴地说，吃完这药后，额头上的痤疮就退了大半，以前都没退得这么快的。

老师跟她说，回去把前额头发剪了，让它透气，见阳光，好得更快。

然后老师就在原方基础上再加丹参、菖蒲、桂枝三味药，强大心脏，收尾。

有些学生不解，问，为何要加这些药？

老师说，你们回去参这痤疮的机理，为何很多患者长期为痤疮所困扰，吃了大量下火药，越吃痤疮越暗越硬越顽固，难道痤疮就是简单的上火吗？你们去想想，为何《黄帝内经》说心主血脉，其华在面？为何那些乐观开朗、常带微笑的人，不容易得痤疮？

原来这痤疮从中医取象角度来看，它不过就是面部的一堆垃圾，不要总把它看成是上火。

这些面部的废弃物，要靠血脉运行才能代谢走。心脏功能强不强大，决定血脉循环好不好。血脉循环好不好，决定脸上容不容易留下痤疮瘀斑。

这就是为何老师在治疗痤疮收尾的时候，还会加丹参、桂枝、菖蒲这些强心通脉的药，心脏功能一强大，血脉一恢复运行，面部垃圾就被代谢出去了，脸上就会恢复光洁状态。

◈ 参究提示

1. 心其华在面。

2. 肺主皮毛。

3. 心肺有邪在上焦，上焦开发，宣五谷味，熏肤充身泽毛，若雾露之溉。

4. 其在皮者，汗而发之。

5. 五气入鼻，藏于心肺，上使五色修明，音声能彰。

69. 推揉二法悟方剂

《温病条辨》曰:"津液不足,无水舟停。"
《伤寒论》曰:"阴阳自和者,必自愈。"
《景岳全书》曰:"秘结之由,除阳明热结之外,则悉由乎肾。"

增水才能行舟,有力才能行船,风动浪助,舟船自通。排肠浊要考虑两股力,不能纯降,直升直降伤人体,如飞机降落需要一个缓冲带,人体排肠浊也需要一降一和,降是往下降,和是使来回气机柔和。

有个便秘的患者,男,四十多岁,刚开始他自己去搞些泻药来吃,或用大黄或用番泻叶。后来没有这些药就拉不出大便,越来越依赖药物,他也很苦闷,问老师该怎么办。

老师说,通大便不能纯往下泄,直冲直泻,最伤元气。风水学上说,大凡优美的地形,都是山环水抱,没有直冲直泻的。

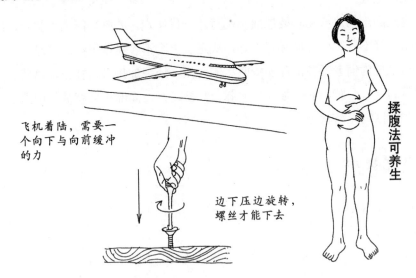

飞机着陆,需要一个向下与向前缓冲的力

边下压边旋转,螺丝才能下去

揉腹法可养生

他又问,我该怎么办呢?
老师说,你可以学学揉腹推腹。
然后他说,是不是直接往下推啊?

老师说，腹部堵住了，直接推推不动，要迂回一点，先左揉揉右揉揉，揉松通后，放几个屁，再往下推，这样肠道就通畅了。

他学会了这个推腹揉腹法，然后老师就给他开顺气汤（枳壳、桔梗、木香、郁金、香附）加上通肠六药（火麻仁、猪甲、艾叶、苦参、鸡矢藤、红藤）。

他一吃完药后，就放了很多臭屁，而且大便比以前任何时候都通畅，整个人都放松了。

一旦人体进入良性循环后，气血自动就转动起来，这就是《伤寒论》上所说的"阴阳自和者，必自愈"。阴是有形的血液，阳是无形的气力。有形的血液主滋润，无形的气力主推动，用里气把阴液导引到腹中去。这样阴得阳助，阳得阴生，阴阳自和，便积自通。

医生不过是暂时帮患者度过一个坎，这个坎一旦度过去，身体气机转起来，就不需要再依靠药物，照样能够二便通调，身心舒畅。如果再稍有不适，便辅助一下推腹揉腹法，既没有苦寒泻药伤肠胃的弊端，也能够达到润肠通便、行气降浊的效果。

老师便问大家悟到了什么。这推可以推燥屎，揉可以揉痞满；推可以下积，揉可以行气。推揉二法用得好，腹中大气一转，随着打嗝放屁，清气自升，浊气自降，坚持日久，大便通畅，神清气爽。

大家才算明白过来，原来这推揉二字里头，既有按摩导引之道，也有用药之道啊！推是往下推，就像用打气筒打气一样，揉是整个肠道来回盘旋揉动，人体肠道是九曲十八弯的，只推而不揉，气机不能很好转动起来，只揉而不推，有形的积滞不能很通畅地降下来。这推就像通肠六药直接往下推，揉就像顺气汤转胸腹中大气。

我们再用这个思路看张仲景《伤寒论》中的大承气汤、大柴胡汤，何尝不是集推揉二法之大成的方子呢？

大承气汤有枳实、厚朴，就相当于行气揉腹，大黄、芒硝就相当于下积推腹。大柴胡汤中大黄就是下积推腹，柴胡、枳实就是行气揉腹。当然还有麻子仁丸等老年人便秘的良方，里头也有大黄、火麻仁等下积推腹，还有枳实、厚朴等行气揉腹。这一推一揉里头，就把行气的动作跟攻积的动作巧妙地结合起来。

它是在顺肠道九曲十八弯的生理特性，从这个体悟来看这些古代名方经方，用药的思路一下子又开阔不少。

◈ **参究提示**

1. 浊阴归六腑，六腑排浊物，需要一个向下的推力。

2. 腹中大气一转，积聚可散，这腹中蠕动还需要一股柔和之力，气机才会通。

3. 如同拧螺丝，既需要用力往下按，也需要反复地旋转，最终这螺丝才会真正进去。人体肠道也一样，需要向下降的力，如大黄、芒硝或肠六味，也需要来回旋转的力，如顺气汤或枳实、厚朴，这样积滞就能排空。

70. 中医治病用什么

《师说》曰："师者，所以传道授业解惑也。"

凡人生一病，天地便有一方一法去对治。医生不是缺乏方法，而是缺乏智慧去发现和运用。

有个加拿大的老外来任之堂看病，走进诊室来，头都快碰到门框了。老外有过敏性鼻炎，他虽然高大，但看起来身体并不太威猛，常年为鼻塞、鼻不通气困扰，整个人看起来都没精打采。

老师问他，头晕吗？鼻子通不通气？

通过翻译，知道这老外鼻塞，头晕，用嘴巴呼吸，非常难受。

然后，老师就拿出诊疗棒，在老外的手上、拇指周围找压痛点，按了十几秒钟，老外一直咬牙忍痛。

老师一放手后问他，鼻子通气了吗？

老外露出惊奇的目光，微笑着点头，有称赞之意。

通过翻译得知他鼻子通气了，但头还有点晕。

然后老师便放下诊疗棒，用左手托住他的下巴，挥起右手，直接拍打百会穴，拍了二十几下。拍完后，再帮他拍督脉陶道穴周围，问他感觉怎么样。

老外一下子精神振作起来，腰板都直了。通过翻译得知，他头晕、鼻不通气，一下全改善了，比刚来时，舒服多了。

然后老师微笑着，从柜子里拿出一根诊疗棒送给他，说以后回国去，没有必要天天吃抗过敏药了，鼻子不通气，头晕了，就用这个按按，一按就舒服了。

老外收下老师送给他的诊疗棒，倍感欢喜，他说，这东西太好了，回国后恐怕买不到，希望老师再送给他一个。

老师摇摇头说，老外真有点古板迂腐，没有这诊疗棒，用筷子也管用，没有筷子，用笔杆去捅也管用，这治病可不是这诊疗棒在治，是人在治啊。

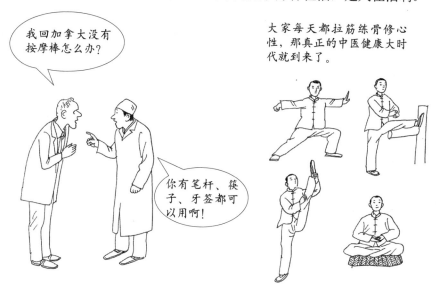

我回加拿大没有按摩棒怎么办？

你有笔杆、筷子、牙签都可以用啊！

大家每天都拉筋练骨修心性，那真正的中医健康大时代就到来了。

中医治病用的是智慧

那翻译笑笑跟老师说，老外认为他身体一下子舒服过来，是那个诊疗棒起的作用，他担心回国后买不到这诊疗棒，丢了又没有，到时鼻炎再发作，又不能从千里外赶回中国，所以最好有一根作为备用。

老师听了后，也笑笑，随手又送给他一根。

老师然后叫大家去参参，究竟医生是用什么去治病的？是用药物，还是用手法？是用艾条，还是用砭石？是用针刀，还是用诊疗棒？

大家听了后，认为都有可能。

老师摇头说，都不是。医生治病用的是智慧，用工具只是形式，依赖于有形的东西都落了下乘。《易经》说，形而上者谓之道，形而下者谓之器。所有的治疗都是为了让患者心平气和，神志安宁。

你用药可以帮他通开鼻窍；你用诊疗棒找痛点，可以帮他通开鼻窍；你用手拍打帮他把阳气调上来，也可以帮他通开鼻窍。方法五花八门，但究其源，都是在用人的智慧，用的是道。

所以怎样治患者最好，用什么方法最有意义？如果让我来说，用药不如用手法，用外治手法，不如传道，什么东西都不用，天下人都有智慧了，对疾病都不恐惧了，都知道按《黄帝内经》所说的那样去修身养性，那真正的中医健康大时代就到来了！

所以说古代，为何把医生称为医师呢？因为人们尊称老师为先生，同时也尊称医生为先生。医师者，医就是帮人愈病，师就是传道。韩愈《师说》曰："师者，所以传道授业解惑也。"

一个传统的医师，除了要能够帮助患者解除身心的困惑，还要能够把自己的医术传下来，带弟子，使岐黄道统，花叶递荣，后继有人。当然最重要的还是排在首位的传道，按照《黄帝内经》所言的道的层面去生活，直承圣人心法，启发后来者，这便是真正的传统中医。

◇ **参究提示**

1. 不是诊疗棒在治病，而是人在治病。

2. 不是治人生的病，而是在治生病的人。

3. 人能常清静，天地悉皆归。能够饮食有节，起居有常，不妄作劳，健康就离你越来越近了。人之所以多病，就是因为背离了这些自然规律。

71. 小儿咳嗽协定方

《医学心悟》曰："肺体属金，譬若钟然，钟非叩不鸣，风寒暑湿燥火六淫之邪，自外击之则鸣，劳欲、情志、饮食、炙煿之火，自内攻之则亦鸣。"

《景岳全书》曰："咳嗽之要，止惟二证，何为二证？一曰外感，一曰内伤而尽之矣。"

任之堂每年治疗最多的小儿的疾病，莫过于咳嗽了，而在咳嗽里头，最常见的是小孩子感冒发烧，在医院里打吊瓶，虽然烧退了，却依然咳嗽，迁延不愈。既有表寒未解，也有里气不通，病症复杂，所以迟迟难愈。

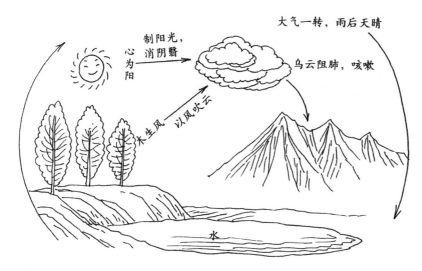

老师常常采取内外兼治的方法，取得比较理想的效果。

有个小女孩，感冒发烧，在医院打吊瓶退了烧，但却流清鼻涕，反复咳嗽，晚上咳得大人们都没法睡觉，一直持续了一周多，症状不但没减轻，还加重。家里人都担心，会不会把肺给咳坏了，给她买了止咳糖浆服用，没有见效，便带来任之堂，问老师，这是怎么回事？

老师说，肺是五脏六腑的华盖，外能够主皮毛接通天气，内朝百脉，跟五脏六腑相关。你这娃子感冒发烧前，就有了停食，外面小店里买的零食辣条子吃多了，导致中焦肝脾气机不通畅。所谓弱者先受，弱者先病，五脏中肺为娇脏，最容易受到邪气攻击，这样肺表气虚，风寒从外袭击，中焦肝脾气机不通，邪气从内袭击，内外合邪，所以咳嗽久治不愈。这不是单靠喝点止咳水就能解决问题。

然后老师就给她开了任之堂最常用的治咳嗽协定处方。方药为：

> 柴胡，黄芩，丹参，菖蒲，麻黄，杏仁，甘草，枳壳，桔梗，木香苍术，鸡矢藤。3剂。

小家伙一吃完药后，第一天咳嗽就减轻了，第二天就不咳了，第三天就彻底好了。胃口很快就恢复了。

老师然后叫大家去参参，为何我们常用这些药阵来治咳嗽，这里面每组药都代表着怎样的道理。

原来柴胡、黄芩是调肝胆枢机的，小孩子为少阳体质，宜向外疏泄少阳经，用柴胡。少阳腑热宜向下降浊，用黄芩。

而丹参、菖蒲，这不是入心的吗？跟咳嗽有什么关系？原来五脏六腑动力都在心，如果心脉有瘀血痰浊阻力，不够强大，就会影响康复的时间，丹参通心脉去瘀血，菖蒲开心窍去痰浊，两味药就把痰瘀阻脉的病机考虑进去了。

很多中老年人咳嗽老好不了，也是这个道理，他们大都心脉有瘀阻，不把心脉瘀阻打通，肺脏力量就不够，不能把邪气咳出去。心肺同居上焦，它们是协同作战的，治肺咳一定不要忘记调心。心脏强大的患者，疾病都好得快。

麻黄、杏仁、甘草，这三味药又叫肺三药，肺主宣发肃降，这三味药就把肺开宣肃降的象都考虑到了。枳壳、桔梗、木香是胸三药，调中焦气机的，大凡咳证，都伴有胸中气机不顺，治咳之妙，不在止咳而在顺气，气顺则诸咳自愈。

至于苍术、鸡矢藤两味药，是从停食角度来思考的。小孩子的病邪最为多见的不外乎是外面风寒束表，加上里面肠道食积气滞。这苍术、鸡矢藤把食积搞定了，柴胡、黄芩、枳壳、桔梗、木香，把左右肝脾气机疏通，这是治内因的；丹参、菖蒲、麻黄、杏仁、甘草，能够打开心肺，把风寒之邪往外排，这是治外感的。这样把常见的外感内伤因素都考虑到了。

所以这方子才能成为任之堂常用的协定处方，而且对于各类复杂的咳嗽，都有不错的效果。因为它是从肺的生理特性、五脏相关角度来全面思考用药的。

◇ **参究提示**

1. 咳嗽，不独治肺，取象为天空中的乌云。

2. 乌云要消除，可靠风来吹，五脏中肝木生风，所以肺气不通要调肝，肝能疏泄周身气机。

3. 《黄帝内经》曰："若风之吹云，明乎若见苍天。"

4. 心肺同居上焦，心为太阳，肺为天空云层。制阳光可消阴翳，心脏强大，心脉通畅，肺部乌云就变少。

5. 大气一转，其气乃散，肺三药、胸三药，都可转胸中大气。

6. 万物生于土，复归于土，所有积滞要靠胃肠来排。

72. 小功法大智慧

《黄帝内经》曰："气逆者，足寒也。"
又曰："思则气结"，"怒则气上"。

经常发脾气、思虑过度、用眼过度的人，气血往上逆，热气往上调，他们的脚多是凉的，特别是妇人，冬天手脚冰凉很厉害。

记得刚到任之堂来时，患者相对要少一些，老师每看完病，都可以教患者一些小功法。从拍百会到撞墙、跺脚、打坐站桩，以及喊自己的名字、唱歌，各种方法，五花八门，究其源都是辨证辨脉而施以功法。

脉上越的降下来；下陷的提起来；中焦郁滞的，从四面八方发散；向四方发散得太厉害的，让患者少说话，多言数穷，不如守中，把气收到中间来。各种功法始终不离调人体气机的升降开合。

比如，有个高血糖高血脂的患者，头晕脚凉，她一吃降血糖降血脂的药，血糖血脂是降下去了，但人很不舒服，胃口也不好，头也晕脚也发凉。一停药这些症状就改善，可血糖血脂又控制不住，真是进退两难，无所适从。是听从检查指标，还是听从自己的感觉呢？

她来咨询老师。

老师一摸她的脉说，这就是典型的上越脉，气上逆，足下寒，头晕，脑热，只需要把气血收下来，不用刻意去降糖降压降脂，就用自身气血的热量，来暖自身脚底的寒。这样，血糖血脂、气上攻头、脚寒的症状都可以同时改善。

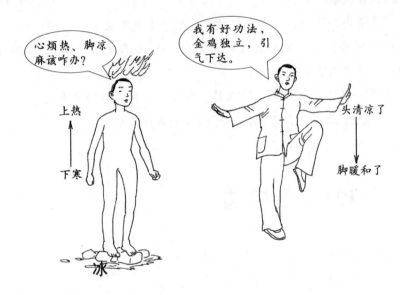

那怎么引气血下行呢？

老师就教患者跺脚加金鸡独立，脚跺酸后，就金鸡独立，金鸡独立有劲后再跺脚，这样动静结合，边跺脚就边发热，头晕就大减。大凡做过这些功法的患者没有不感到神奇的，还没吃药就有如此效果。

这外治小功法，还真管事。

老师问她，现在头还晕吗？

她说，不晕了。

脚还凉吗？

不凉了。

老师便说，以后回去就这么做，每天微微出点汗，让气血下走，让血糖血脂燃烧掉，利用这热量，既可以调补自己的不足，又可以降血糖血脂。

你们不要对血糖血脂存有偏见，所谓垃圾往往都是放在不恰当位置上的宝贝，回收后分类处理，就能变废为宝。人体也一样，血糖血脂高，就是不能充分把它们转变为自身能利用的能量。你去降它，是单方面考虑，通过运动小功法去转变它，才是双赢的策略。

就像人有善恶，见了恶人就打压，把他们关进监狱里，这个社会未必能够太平，而对整个社会进行道德教育才是让社会长治久安之良法。教育，劝恶归善，使恶人能够知错即改，变为善人，这样再去弘扬善道，就像把血糖血脂变为人体有用的气血，这就是中医取象自然之法。

◇ **参究提示**

1. 上热下寒腿凉麻，引气通降热下达。若问有啥好功法，金鸡独立效堪夸。
2. 多言数穷，不如守中。

73. 立竿见影拍百会

《黄帝内经》曰："上虚则眩……虚者，引而起之。"

有个外地患者，头晕鼻塞多年，慕名而来任之堂。

老师一摸他的脉，双寸不足，说，此气脉下陷，上虚下实也。当令气脉升提起来，人就舒服了。你是干什么工作的？

患者说，我是坐办公室的。

老师说，难怪了，你这脉就是长期久坐，气机往下陷，中医叫做久卧伤气，久坐伤肉。你这个身体要多运动，多走走，气血往上升就好了。

他苦笑着说道，我就是最缺乏运动了，根本没时间运动啊。

老师说，你不是没时间去运动，而是没智慧去运动，会运动的人，他在办公室里每做完一个小时工作，就起来踢踢腿，跺跺脚，动个十几分钟，身体就挺好的。所以说你不是没时间，而是没智慧，没有运动的意识，远远低估了运动对身心健康的重要作用。

他听完后说，我知道该怎么办了。

然后老师没给他开方，先用左手托住他的下巴，右手掌高举开始拍他的百会，拍了二十多下，再拍他背后督脉的陶道穴，然后问他，现在头还晕，鼻还塞吗？

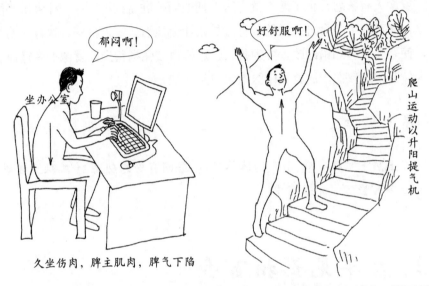

都闷啊！

好舒服啊！

坐办公室

爬山运动以升阳提气机

久坐伤肉，脾主肌肉，脾气下陷

他感觉了一下说，怪了，不晕了，也不塞了。我刚坐车过来时，都还晕得厉害，怎么还没吃药就好了，而且一个早上眼睛都不清爽，现在一下全清了。

老师对他说，回去就这么做。你这不是什么大病，是闲出来的，让身体太安逸了，气机都往下陷，都懒得转起来，你懒了，它也懒，你勤快起来，它也不会懈怠。所以你回去每天多动动，再吃几剂药就好了。

他原以为自己这病是什么疑难怪病，听了老师的几句话后，信心大涨，便高兴地带着几剂五通汤回去了。

老师说，你们回去要好好参究，医生用什么去治病？用的是气场，是智慧，是语言，是药物，是各类工具。

当你能够影响患者的气场时，令其心悦诚服，开心地采纳你的健康忠告，这个病就好治，医生治患者，不一定要等到患者喝药时才开始，你的言行举止都是药。

气郁的，你鼓励他呼喊出来，气脉往下陷的，你调动他运动起来，他立马就舒服了，长此坚持下去，身体就会走上一条健康大道。

所以说，医生诊病即治病，医嘱即药物。一个医生不但要研究药物、脉法，还要懂得人情世故、行为习惯，这些方面对疾病的影响也是相当大的。

◇ 参究提示

1. 诊病即治病，医嘱即药物。
2. 未病防病，有病早治。
3. 人胆怯内向，不利于治病。
4. 医生跟患者，要重视疾病，但不能怕疾病。
5. 恐则气下，勇则气壮。

74. 方证对应

《伤寒论》曰："少阳之为病，口苦、咽干、目眩也。"

有个老阿婆，60 岁，眼花，口苦，嗓子干，胃还胀。

老师问她，最近发脾气吗？

她点了点头，又问，为什么我眼睛老花呢？

老师笑着跟她说，人老了，要省着用你的精血，不要老发脾气，发脾气有百害而无一益，把浊气往上发，胆胃不降就口苦；消耗了阴液，就咽干；肝开窍于目，伤了肝精血，眼睛就花了；发脾气，木克土，胃当然胀满不舒服。

人年老了，就像快要没电的手电筒一样，光已经慢慢暗下来了，没有电充足时那么大的强光，你得省着用，发脾气，就相当于一下子把光开到最强，经不起消耗折腾啊！

她听后，笑了笑。

然后老师说，口苦、咽干、目眩，但见一证便是，用什么方呢？

我们迅速写下小柴胡汤，老师说，对，有是证，用是方。

结果，老阿婆吃完药后来复诊，口干、胃胀、眼花都很明显地改善了。她说，吃了几剂药感到人舒服了，也没那么烦躁爱发脾气了。

老师让大家去参小柴胡汤的组方思路。为何我们临床上除了摸脉用方，还要结合方证对应、抓主症的思想，甚至还要用上偏方、验方、经验方的思路？

原来这治病，好比作战，飞机坦克大炮，步兵装甲车，每个都有每个的作用，你不能用一个去代替所有，海陆空三军都需要，而不是说我用陆军就行了。

有些学生问，老师治病是不是全平脉处方啊？

我们跟他说，不是的，望诊、闻诊、问诊和切脉，每个点都可以切入。

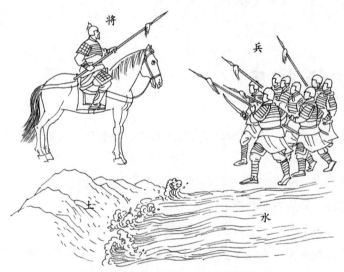

兵来将挡，水来土掩，此方证对应也

老师常跟我们说，你可以去看脉、听脉，即看一个人的相貌，听他的声音，再问他病情，可以断出脉的大概，你也可以从脉里面推出患者的主要病因病机。

到这种水平时，一个患者过来，他只要开口把主要想解决的病痛告诉医生，医生或平脉，或用偏方验方，或主要用经方方证对应，只要适合哪种方法就直接用哪种方法。

这个病例很适合方证对应，口苦、咽干、目眩，就用小柴胡汤。

又比如干呕，吐涎沫，头痛，就用吴茱萸汤。

又比如，有腿抽筋，就用淫羊藿、小伸筋草。

有口臭，早上刷牙恶心又出血，就用竹茹30到50克。

这都是能够迅速解决燃眉之急的方法。所以学医用药，方法是灵活的，绝不是说很死板，就平脉用药，就专用偏方秘方去套，或者就专搞经典的方证对应，没有这么单纯的病的。

每天应对那么多疾病，每种疾病都有它最适合的切入点，每个医家都在尽量地针对围绕这个切入点而用药。这也是中医之所以有很多学派的原因，但归根结底，中医只有一派，那便是实效派，临床上必须有实际的效果，中医才能够成为常青树，一直绿下去。

◇ **参究提示**

1. 小柴胡汤调六经，能调少阳出入表里。

2. 小柴胡汤调脏腑，能调肝升胃降。

3. 古人言小柴胡汤有诊断之失，而无治疗之误。

4. 小柴胡汤是调新陈代谢之方，能推陈出新，符合人体生理，从生理角度立方。

75. 药症对应

《景岳全书》曰："血从齿缝牙龈中出者，名为齿衄……此虽为齿病，然血出于经，则惟阳明为最。"

早上起来，刷牙恶心，牙出血，口臭，或右寸关脉独大，这几症，但见一症便可重用竹茹30、50或80克，效如桴鼓。

有个男患者，三十几岁，早上睡醒，口苦、口臭，刷牙恶心。

老师说，右寸关脉独大，用温胆汤重用竹茹 50 克。

结果他喝药后，早上睡醒，口就不苦，平时也不臭了。

还有个女患者，吃完饭后很容易恶心嗳气，刚开始她不以为意，后来发展到平时不吃饭，稍微运动一下，也恶心。

老师问她，早上起来刷牙出血吗？

她点头。

然后老师便说，右寸关脉不降，肺胃不降，重用竹茹 80 克。

以前从来没看老师开竹茹这么大剂量的，大家都想知道效果怎么样。

结果，效果好得很。喝完第一剂药，她就好了，牙龈也不出血了，也不恶心了，整个气都降下去了。

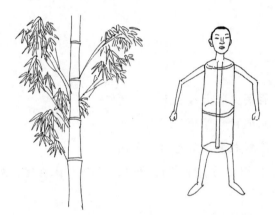

▶ 人体消化道乃一管腔也。中医取象比类，用竹茹通降整条消化道气机，故牙血口臭、呃逆得愈！

老师说，你们要好好琢磨竹茹这味药，这药很神奇，用得好，可以执简驭繁，治疗很多种疾病。怎么用好它呢？凡是早上起来刷牙容易恶心、出血，口苦、口臭，或者脉象右寸关脉独大不降的，但见一两症，便可以用竹茹。

竹茹这味药，既能降肺气，又能降胃气。竹子中空有节，就像人体最中间那条冲脉，又如同人体上中下三焦，气往上冲，降不下来，竹茹可以从上一直降到底下，通贯三焦。而且竹节又像人体的筋骨，故竹茹还能走筋骨，这是枇杷叶所不及的。

我们一想，这不是老师所说的药症对应吗？就好比见到兔子眼（眼红充血），就用桑叶一样，见到这种牙出血、口臭、恶心就用竹茹。

诚如古人所说，见一叶则知人间秋凉，饮半盏便晓江湖滋味。中医就是这样，司外揣内。从患者口腔里反映出来的一些上逆症状，如牙出血、口臭、呃逆不止，就知道他肺胃通降功能不好，所以选用这最善通降痰气的竹茹，效如桴鼓。

◇ **参究提示**

1. 竹子中空有节，如同人体上中下三焦，既有隔膜隔开，也有气机一体流通。

2. 竹茹通降肺、胃、上消化道。

3. 牙出血与口臭，肺胃逆，竹茹医。

76. 治漏三法——塞流、澄源、复旧

《黄帝内经》曰："病在下，取之上。"

《丹溪心法附余》云："初用止血以塞其流，中用清热凉血以澄其源，末用补血以还其旧。"

有个女患者，48岁，月经淋沥不尽半个月，色鲜红。

老师摸脉后说，双寸上越，心肺有热，出血是泄热，下焦收不住，如果收下焦是治标，那么清上焦心肺才是治本。正本而清源，其流自尽。

所以用清心降肺、收敛止血之法。

于是只开了7味药：

| 桑 叶 10克 | 竹 茹 60克 | 黄 连 5克 | 菖 蒲 10克 |
| 龙 骨 20克 | 牡 蛎 20克 | 珠子参 10克 | 3剂 |

患者3剂还没吃完，月经就止住了。这就是标本兼治，效果快速的道理。

老师说，你们要去参这血为什么会漏下不止，不要见血止血。任何以因为果，在果上治疗的，效果都不可能持久，我们要本着治病必求于本的宗旨去思考，多问几个为什么。为何要下病上取？为何要清降心肺？

原来心主血脉，肺朝百脉，心肺火亢，双寸上越，则百脉受其熏烁，血液

成鼎沸之势，血一热便迫血妄行，下血不止。

所以我们治漏要分三步走，塞流、澄源、复旧。

塞流时用收敛之药，但不可收得太过。

澄源要把心肺之火收下来，火不迫血，血不妄行。

这就是中医整体观，下面漏下出血，要从上面乃至整体来思考。

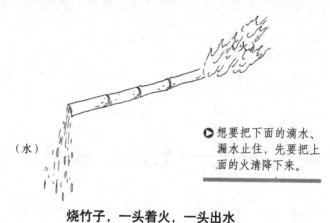

（水）

▶ 想要把下面的滴水、漏水止住，先要把上面的火清降下来。

烧竹子，一头着火，一头出水

故曰：不谋天下者不足以谋一域，不协调整体者不足以治局部。一件事你不从大处着眼，不从高处立足，就很难把这件事情做得尽善尽美。治病也是如此，怎么能够只见树木，不见森林呢？

◇◇ **参究提示**

1. 治漏血要有整体观。

2. 心肺上焦有热，会借下面来出血泄热。

3. 下病上取，上越的寸脉降下来后，出血自止。

77. 灵活使用中成药

《黄帝内经》曰："五谷入于胃也，其糟粕、津液、宗气分为三隧。"

中成药虽然名目繁多，但使用中成药的大原则思路不过就这么几条，要么就顺其性，要么养其真，要么降其浊，使气机恢复升降周流，则脏腑气血得补，何患病痛不除。

有位老阿婆，心慌气短，头晕耳鸣，容易出冷汗，大便也干燥难解，来找老师调理。

老师说，脉象细弱得很，气血不足，充盈不了。当你临床上发现，患者整体症状很多，难以下手时，先从气血下手，如果不行，再从阴阳下手。这个老阿婆，最要紧的就是先要把她的脉象充盈起来。

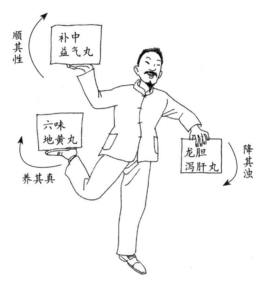

活用中成药，把握升降之理即可

然后老师就让她回去服归脾丸合补中益气丸两种中成药，老阿婆连吃了一个多月，头晕眼花症状就消失了，也不容易出冷汗了，心也不慌，气也顺多了。

她又来问老师，说，这中成药还挺管用的，我吃了就很舒服，我能不能继续吃下去呢？老师帮她摸了脉说，整个脉势还是偏下陷的，所以这气血还可以再往上提提，但吃无妨。

学生们都疑惑，在临床上该如何用好中成药呢？在学校里又没有专门教，如果按着说明书对号入座，效果又不好。

那么该如何把握使用中成药的原则呢？

还是要从"鼎三法"入手，把中成药与鼎三法相对应。

比如，顺其性的，往上升的药，有补中益气丸、逍遥丸、小柴胡颗粒、午时茶冲剂、小儿解表颗粒、木香顺气丸等。

往下降的，有保和丸、大山楂丸、麻子仁丸、牛黄清心丸、黄连上清丸、三黄片、龙胆泻肝丸、王氏保赤丸、妇科千金片、防风通圣丸等。

养五脏之真的，有归脾丸、参苓白术丸、柏子养心丸、地黄丸系列、生脉饮、天王补心丸、五子衍宗丸、六君子丸、乌鸡白凤丸、八珍益母颗粒等。

这样思路就清晰了，凡摸到患者脉虚陷的，我们就用补升的思路，补就是养其真。心肺气不足的用生脉饮补之，心脾气血不足的用归脾丸补之，腰肾精血亏虚的，用地黄丸系列或五子衍宗丸补之。

升就是顺其性，助其条达。脾中气不升的用补中益气丸升之，肝气机不条达的，用逍遥丸疏达之，肌表皮毛气机不外达的，用解表颗粒或午时茶冲剂，助其升发外散之。

如果摸到患者脉象是上亢不降的，伴心烦失眠，我们就用通降法。肝胆经有湿热的龙胆泻肝丸主之，肠道有积热的大山楂丸、王氏保赤丸通之，心经有火热、口舌生疮、烦躁失眠者，牛黄清心丸、黄连上清丸通降之。

如果碰到患者脉象双关郁，升降失常的，我们用小柴胡颗粒，升肝和胃，或用逍遥丸配大山楂丸也是升肝降胃。

再者，碰到患者手脚冰凉、夜尿频多、腰酸腿软、走路乏力的，就用地黄丸系列，补其腰肾，或者五子衍宗丸壮其精血，以养其真。

这样用常规的数十种中成药，就可以灵活变通应对数百种甚至更多的疾病。关键在于把握好这个原则，是要让患者气血升上来，还是降下去，抓住这个大的方向不变。就像你开车握住方向盘一样，这方向盘向左转、向右转协调的就是车的阴阳，你用药往上升往下降，协调的也不过是人体的阴阳，这样用起药来就不容易有偏颇。

◇ **参究提示**

1. 执简驭繁。

2. 大道至简，要言不烦。

3. 顺其性、养其真、降其浊，是调脏腑气机升降的大原则。

78．利小便与撤热下行

《医述》曰："凡病气重，则小便必涩；病气苏，则便溺渐通。"

《黄帝内经》曰："凡治病必察其下。"

又曰："小大不利治其标。"

有个患者，43岁，从四川过来任之堂看病。耳鸣，口干燥，有股火辣辣的感觉，将近一个月。同时还有尿黄赤，排尿涩痛，早上起来容易恶心，一刷牙就出血，眼睛也有些浑浊。

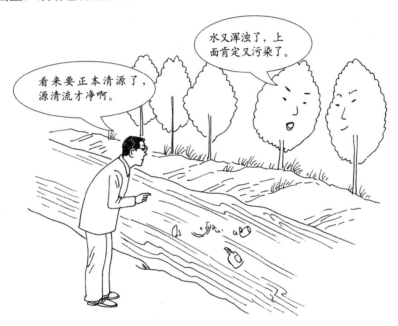

这么多病症，该治哪个呢？

老师说，治肝经湿热。

然后开龙胆泻肝汤合三妙散。方药为：

龙胆草 10克	栀 子 10克	黄 芩 15克	泽 泻 30克
木 通 10克	车前子 12克	柴 胡 12克	当 归 15克
生地黄 15克	生甘草 8克	苍 术 10克	黄 柏 10克
炒薏仁 20克	竹 茹 50克	3剂	

所谓暴病多实，久病多虚。一般实证一通下就好了，虚证要反复调理，时间较漫长，所以治实证，要有胆有识，如临阵沙场演兵，而治虚证要有防有守，如坐镇江山，治国有道。

这个患者，服完药后复诊说，我吃这药效果好，吃第一剂我就知道了，恶心呕吐感消失了，牙也不出血了，耳朵不鸣了，口中火辣辣的感觉也没有了。

如果让大家指出这些药哪一味是治好他哪些症状的，可指不出来，因为龙胆泻肝汤合三妙散，利小便，撤热下行，它们是协同作战的，好比李云龙的独立团打赢一场仗，究竟是谁把哪些敌人瓦解了？这说不清楚，但整体而言，他就拿下了这场仗。

对于这个患者来说，龙胆泻肝汤合三妙散从整体而言，就把肝经湿热、上冲下攻的病机给解决了。所以虽然症状很多，但全都消除了。

然后老师叫大家回去参参，为何利小便能够治疗多种疾病？看到患者出现哪种情况我们先要想到利小便？

原来这就是治病的一个小窍门，古人治病，以小便清利为捷径，这就是说，凡病但有小便浑浊发黄、脉数的热的症状，当先以清利小便为法。

这小便黄赤，是身体在自救，反映身体内湿热熏蒸，热毒正炽盛，要借短赤之尿来泄热排浊，这时我们就要顺其性、降其浊，要能够听明白身体发出的自救信号。

膀胱为水府，为州都之官。只需要把肝经心经、肠道脾胃、肺等处的浊水导利下来，排出体外，那四处起火的病症，便得以改善。

所以《黄帝内经》说，凡治病必察其下。饮半盏而知江湖滋味，见尿黄乃晓周身湿热。治热之法，但以通利小便为捷径尔。

◈ 参究提示

1. 开鬼门，洁净府，上下分消妙法。倒仓廪，去陈莝，中州涤荡良方。
2. 清阳出上窍，浊阴出下窍。
3. 清阳实四肢，浊阴归六腑。

79. 健忘乏力与清浊

《黄帝内经》曰："人之善忘者，何气使然？岐伯曰：上气不足，下气有余，肠胃实而心肺虚。虚则营卫留于下，久之不以时上，故善忘也。"

又曰："手太阳独受阳之浊，手太阴独受阴之清。其清者上走空窍，其浊者下行诸经。"

又曰："清者上注于肺，浊者下走于胃。"

一天晚上，大家正在为一个患者做生发丸，老师边做边对大家提出一个问题，你们说说，十二经里头，哪个经清气最多，哪个经浊气最多？

大家想过后，都纷纷回答，但都没答到位。

老师说，还是回去看《黄帝内经》吧。你们要能够站在清浊的角度去调理人体，这清气往上聚，人就脑袋灵光，反应敏捷，记忆力强，这浊气往下走，人就身体轻松，腿脚有劲。

正好有个患者，女，三十多岁，她跟她母亲一起来看病，她诉苦说，大夫，我怎么年纪轻轻，就失眠健忘，脑袋不好用，而且上楼梯腿都沉沉的，爬不动？

老师摸完脉后说，你的脉上小下大，上面清气不足，下面浊气有余，清气不足，所以健忘、脑子不灵光、人容易疲倦发困，浊气有余，腿脚就沉重，爬坡爬不动，你缺乏锻炼了。

她说，没有啊，我每个星期都锻炼两天，一锻炼就几个小时，比谁锻炼的都要多。

老师说，那不叫锻炼了，那叫劳累！你见过一个人五天不吃饭，一天把五天的饭全吃了的吗？这样锻炼，非但无益，对身体反而有害。

然后老师就给她开了生脉饮合颈三药（葛根、牡蛎、黑豆）再加肠六味（火麻仁、猪甲、艾叶、苦参、鸡矢藤、红藤）。方药为：

红 参 20克	麦 冬 10克	五味子 5克	葛 根 20克
牡 蛎 20克	黑 豆 30克	火麻仁 20克	猪 甲 5克
艾 叶 5克	苦 参 5克	鸡矢藤 30克	红 藤 20克 3剂

她吃完药，又和她妈妈过来复诊。以前她都很少吃中药的，这次吃完兴奋得很，说，大夫，我吃了你的药，腿特别有劲，这几个月来，都没有现在这么轻松，颈椎也不僵了，脑袋好用些了。

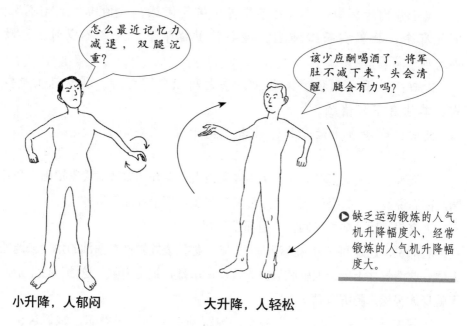

小升降，人郁闷

大升降，人轻松

● 缺乏运动锻炼的人气机升降幅度小，经常锻炼的人气机升降幅度大。

老师就叫我们把上次的方子翻出来看，这十二味药，思路非常清晰，就是强大心肺的生脉饮，加上打通颈椎的颈三药，配合给六腑减压减负的肠六味。

这样心脏与脑袋精气一下补足，而肠道浊气一下排空，一来一去，正气增多了，邪气减少了。就像车子一样，本来没油，爬坡爬不动了，这时你一方面加油充电，另一方面还把超载的货物卸下来，这样爬起坡来，如履平地，速度就快了。

而人体也一样，生脉饮跟颈三药，把气血从心肺往脑袋里面输送，脑袋就清晰灵光，本来上气不足健忘的病症，一下子就改善过来。肠六味让六腑浊气往下走，本来长期超载负重的六腑，一下子清空，整个人上楼梯就轻快了。

老师说，我们学医用药要走道家的路子。要让患者喝下药去，清升浊降，能够感觉到身心安泰，腿脚有劲，就要知道这人体清气是怎么走，浊气又是怎么去的，清气为何在肺部最多，浊气为何在胃肠道最多？

这样治疗时只要抓住强大心肺，同时清理胃肠道这个大原则即可。强大心肺，就好像给身体加油一样，给胃肠道排浊，就像是在给身体减负一样。又加油，又减负，这样就能够达到《神农本草经》上所说的"轻身耐劳延年"的效果。

我们中医治病，什么是疗效的标准，这个就是标准。而要达到这个标准，就是要让清阳出上窍，则人体耐老，记忆增强，脑袋灵光；让浊阴出下窍，则人体身轻，腿部有劲，爬楼梯不当回事。这样轻身耐老一结合，就等于延年益寿。

所以中医辨证论治，调得好，不但是帮人治病，更能够助人延年益寿，提高人的聪明才智，让人精气神更饱满。

◇ **参究提示**

1. 强心通脉气上提，人体上焦有力气。
2. 降浊通腑来减负，双腿轻快善走路。
3. 升清降浊不是在治病，而是在恢复正常生理状态。

80. 以通为补治阳痿

《杂病源流犀烛》曰："又有失志之人，抑郁伤肝，肝木不能疏达，亦致阴痿不起。"

阳痿是真的肾不行了，还是情志原因呢？为何很多壮阳药，不但壮不起来，还吃得人上火、血压高？

老师说，真正阳虚的少，身体疏泄不好、调配不均、下虚上实的病症多，所以我们治阳痿腰痛、酸软、乏力，都不主张直接壮腰健肾，也不主张随便用鹿茸、狗鞭、海马这些贵重的壮阳药。

就像一个地区物质贫乏，但另外一个地区物产丰富，只要沟通这两个地区的贸易桥梁，贫乏地区的物资也就慢慢丰富起来了。所以治阳痿，多不在于补，而在于通，不在于养真，而在于顺性。

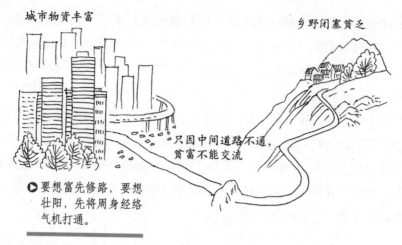

城市物资丰富　　　　　　　　　　　　乡野闭塞贫乏

只因中间道路不通，
贫富不能交流

▶ 要想富先修路，要想
壮阳，先将周身经络
气机打通。

特别是在当今时代，普遍营养过剩，同时精神压力过大，导致很多人情志不遂，肝不能够疏达，所以精气不能下注。所谓的阳痿只是表面现象，背后是气机不通，所以还是要从肝论治。我们发现用疏肝条达法治阳痿，效果比常规补肾壮阳法要理想。

没有想通这个道理的话，很多医生就不明白为何用这么多贵重药，都治不好阳痿晨勃无力，而只用几剂便宜的草药逍遥散疏疏肝，就把晨勃无力阳痿给治好了？

有个男患者，33岁，阳痿，晨勃无力，口苦咽干，眼花。

老师说，这明显是关脉郁，左不升，右不降，当疏泄肝肠，稍加以强大心脏。于是便用：

柴 胡 10克	龙胆草 5克	当 归 20克	蜈 蚣 3条
穿破石 80克	火麻仁 20克	鸡矢藤 60克	艾 叶 5克
苦 参 5克	猪 甲 5克	红 藤 20克	红 参 10克
黄 芪 30克	枣 仁 20克	3剂	

患者当天吃完后，第二天晨勃就非常明显，很高兴来复诊。

老师对他说，阳痿要养，治疗期间，要节房劳，不要稍微有点效果就消耗身体。

我们看，为何这汤方里头，没有用到一味强大的补肾壮阳药，结果患者晨勃特别明显？

患者的身体不是真虚，而是局部虚，整体郁。当把郁结打通后，气血周流，自动就把虚损填补上。这就是为何很多抑郁的人，不仅阳痿，而且头晕眼花脑胀，注意力不集中，工作没干劲，原来这都是因为肝郁。肝是血库，它郁住了，就不放血，它如果不放血，周身重要的器官就得不到充足的血液供养，即使补再多也补不到位。

就像一个水库储满水，但是它就不开闸放水，导致中下游缺水，但这中下游缺水，并不意味着上游没水，只要上游开闸放水，中下游立即得到滋润灌溉。

这样一想，道理就通了，原来疏肝强心通肠法，都是把中上游之清气，往下疏泄。《黄帝内经》认为，前阴部为"宗筋之所聚"，肝又是主筋的，肝的疏泄本事，不但体现在治疗肝胁肋部气机不通，它还能够疏泄周身上下的气机。

所以治痿就像治水一样，看到局部痿要先看整体营养精水情况。如果整体亏虚，比如头晕、耳鸣、牙齿松动、腰酸腿软、记忆力减退、头发脱落等，出现真肾水亏虚症状时，堤坝里真的没水了，那你得先给它补水。

而这患者明显还年轻，三四十岁，正值生机蓬勃，身强体壮的时候，你如果还给他补，不就是在给他堵吗？这时给他疏泄就是补，中医叫做以通为补。

◇ **参究提示**

1. 顺其性为补。

2. 整体瘀局部虚，宜损其有余，补其不足，通过调畅周身气机，自然脏腑得到补充，这叫不补之中有真补存焉。

3. 开心愉悦、积极阳光的心态很重要。

第六章

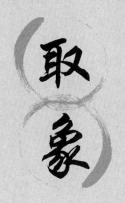

取象

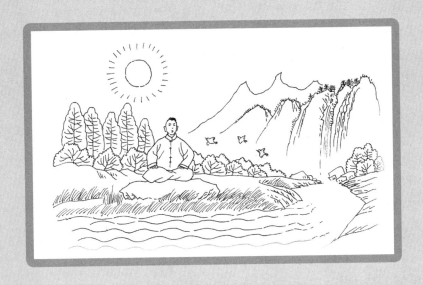

日月经天，江河丽地。
观象于天地，类比于人体。

古者包羲氏之王天下也，仰则观象于天，俯则观法于地，观鸟兽之文，与地之宜，近取诸身，远取诸物，于是始作八卦，以通神明之德，以类万物之情。

整个中华文化的源头在哪里？

《易经》告诉我们，就是一个观字。怎么观？

就是观象天地万物，身边的小事乃至远处的各类事物。

当天阴沉时，心脏病、风湿痹痛容易发生，你能否想到"制阳光，消阴翳"呢？

当看到寒天冷日、江河冰结、水不流通时，你能否想到女人寒凝闭经要用温经通脉的思路去治疗呢？

当看到树木在盛夏炎炎之时，流下很多树脂，你能否想到肝热则流脂，从而得出治疗脂溢性脱发，以及打呼噜、尿黄、汗多等病的方法呢？

当看到傍晚时，百鸟归巢，你能否领悟到晚上不能多运动的养生法则呢？

当看到草木干硬枯槁行将死亡时，你能否想到患者脉象弦硬，又爱发脾气，是最伤身体的？

当看到农夫种庄稼时，要松土、浇水、挖沟渠，你能否想到治疗头发脱落，要健脾胃，导水湿下走，同时滋补肝肾呢？你能否把头发当成庄稼那样治理呢？

当看到吹风筒吹干头发时，能否想到用风药把你身体的湿气给风干了，能否领悟到风能胜湿的道理呢？

当看到电脑的风扇坏了，影响主机，甚至烧坏主板，你能否想到人体毛孔、鼻子开合失常时，脏腑里气机因为郁热而受到伤害呢？

……

《阴符经》曰，观天之道，执天之行，尽矣！

要学好中医，就要善于运用这种法天则地、远观近择的取象思维。

到天地自然中去悟吧！

81. 木热流脂与肝热汗出

《柳州医话》曰："木热则流脂，断无肝火盛而无痰者。"

有个患者，男，57岁，最近三个月稍微一动就多汗，晚上容易打呼噜，口苦，眼睛干涩，白睛略黄。

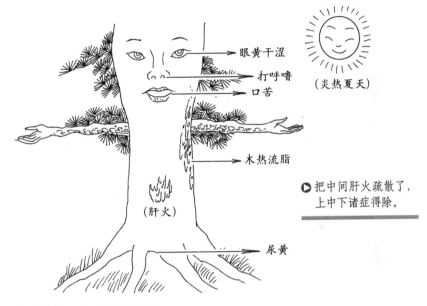

眼黄干涩
打呼噜
口苦
（炎热夏天）
木热流脂
▶ 把中间肝火疏散了，上中下诸症得除。
（肝火）
尿黄

老师问他，你小便黄吗？

他说，比较黄。

然后老师再摸他的脉说，左关尺滑实数，肝胆湿热重得很。

患者问，我这成天多汗是怎么回事？

老师说，木热则流脂，你肝胆湿热熏蒸，身体的痰浊都往上走，往外越，不能很好地下归膀胱。你要少喝酒，少吃辛辣的东西，少熬夜。

然后给患者开龙胆泻肝汤合三妙散。方药为：

龙胆草 8克	黄 芩 10克	栀 子 10克	泽 泻 20克
木 通 10克	车前子 10克	柴 胡 10克	生地黄 20克
当 归 10克	生甘草 8克	苍 术 10克	黄 柏 10克
炒薏仁 30克	党 参 30克	3剂	

患者一吃完药便来复诊，说，吃完这药，臭汗流得少了，汗出症状好多了。我们再问他，小便还黄不黄啊？

他说，小便也不黄了，整个人没有以前那样烦躁了。

老师接着说，你们回去参究一下，为何夏天到松树林里采药，松树枝上流着很多油脂？为何肝火旺的人，容易多痰，容易打呼噜，小便容易见黄赤？身体流油出汗，小便黄赤，是生病，还是身体在自救？我们应该怎么把壮火变为少火？如何让上越的汗，下归到膀胱，使浊阴出下窍？

◇ **参究提示**

1. 肝经循行上至巅顶，下至足膝，还络阴器，布胸胁。
2. 肝开窍于目。
3. 肝实火上炎，湿热下注。

82. 上中下取象悟药

《本草问答》曰："子主下垂，故性降；茎身居中，能升能降，故性和；枝叶在旁，主宣发，故性散。"

老师带领众学生在山脚下开辟了一片草药园，种上了南星、半夏、金荞麦、紫苏、薄荷，其中紫苏收成最丰。

老师指着这些紫苏说，你们看这紫苏，它身上有几味药啊？

一般初学者只能想到苏叶发散风寒。老师便说，还有苏梗、苏子。你们回去想想，为何苏叶主散，苏梗主通，苏子主降？这紫苏身上不同部位入药，也隐含着天地人之道啊！

我们回去参究，果然，这里面就有升降之道。

《本草问答》说："本天亲上，本地亲下，而升降浮沉之理见矣。"

这苏叶叶子轻薄，迎风飘荡，本天亲上，不断往高处、往外面长，故而能够辛温发散，有解表散寒之意。正所谓"凡叶皆散"，它能够散头目肌表之邪，大有"治上焦如羽，非轻不举"之意。所以我们治疗患者外感风寒、内伤食滞常用香苏散加味，以苏叶表散风寒，香附、陈皮理肝脾之气，再加上甘草调和。四味药，理法明了，治病取效。

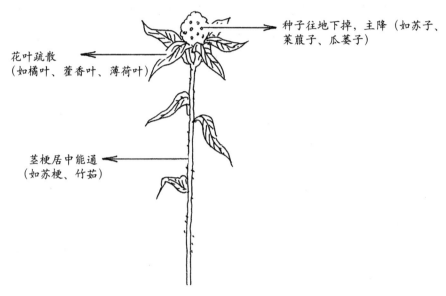

种子往地下掉，主降（如苏子、莱菔子、瓜蒌子）

花叶疏散
（如橘叶、藿香叶、薄荷叶）

茎梗居中能通
（如苏梗、竹茹）

植物不同部位药性有别

苏子质重，性下降，有"诸子皆降"之意。本地亲下，这子结成后，它就要往下堕。所以它能够降浊阴痰湿，从肺中下入大肠。因为肺为五脏华盖，为天，大肠处六腑之下，为地。苏子成熟后，从天而降到地下，所以它堕痰下气之功甚佳，能够降气消痰，止咳平喘，润肠通便。所以我们在治疗患者宿有痰饮，容易打呼噜，特别老年人咳喘久不愈，吐痰不已，常选用三子养亲汤合二陈汤，很快就把痰气顺降下来，使肺中恢复清肃之象。

这苏梗居中，中空外直，就是一个连通上下的通道，通道就善于流通气机，所以苏梗偏于理气宽胸，这梗对应的是人体胸胁，所以凡胸胁胃脘有结气，它都能通能降。我们常用中空三药——芦根、竹茹、苏梗，来治疗肺胃不降，引起胸中气阻，哽而不下。比如梅核气、打呃、嗳气、胁肋胀，这时会选用中空之药，来助其胸中通畅，阳明脾胃通降。夫六腑者，乃中空也。六腑以降为和，通降六腑是治疗大法。

这样我们通过取象的思维，不仅了解了紫苏一身之三宝，还可以领悟药物不同部位里的升降之道。《本草备要》上说："叶发汗散寒，梗顺气安胎，子降气开郁。"薄荷叶、橘叶、藿香叶，大多能往外表散，宣上焦之气。小茴香、莱菔子、瓜蒌仁，却偏于往下滑降，理下焦之气，或引上焦之气下行。而中间的像各类藤本植物，大多用它们的茎，如鸡血藤、红藤、青风藤、络石藤等，善于疏通中间经脉气机，把瘀滞之处打开。

◇ **参究提示**

1. 花叶多升散，为天部用药，取其开发上窍。
2. 仁籽多下降，为地部用药，取其沉降下焦。
3. 藤茎在中间，能上下游走，如同人体经络，连通上下。

83. 锅中物与灶下火

《名医类案》曰："命门火衰，不能生土而脾病，当补火以生土。"

水谷如锅中物，命门如灶下火。水火要相合，水谷自腐熟。

有个患者，男，四十多岁，一吃凉的就拉肚子，即便喝水，喝多一点，也拉肚子，平时大便不成形。舌苔白腻，脉沉缓。

他问老师，这是不是肠胃有炎症啊？

老师笑笑说，这不是肠胃有炎症，是你肠胃缺把火，如果你拉出来的大便酸腐，臭秽不堪，那可能是有郁热，而你拉出来的是完谷不化，大便不成形，说明食物缺乏一股阳气去腐熟。然后老师就建议他直接买中成药桂附理中丸来吃。

后来，他再来任之堂时，便对我们赞叹桂附理中丸，说这药吃了很对他的症，他吃过后，肚子很舒服，很少再拉肚子了。胃口也比以前开了。但偶尔吃凉的还是会拉上一两次，他自己就去买桂附理中丸，一吃就好了。

他不解地问道，我这体质是不是特别适合吃这药啊，为什么我吃这个药，一吃大便就好了，消化也好了，胃口也开了？

老师说，你尺脉沉缓，偏弱，是命门火不足。这命门之火就像锅底燃烧的火，这中焦脾胃就像这锅，食入的饮食物就是锅里盛的水谷。水谷精微要能够充分煮熟，主要看两方面，一是看锅下的火够不够，另一个是看锅里的水谷多不多。

如果本身火弱，那么稍微吃点凉的也化不了，就拉了。如果火不太弱，也强不到哪去，但你暴饮暴食，本来火只够煮熟半锅饭，而你却给它加到满锅，结果饭煮不熟，身体消化不了，也拉肚子生病。

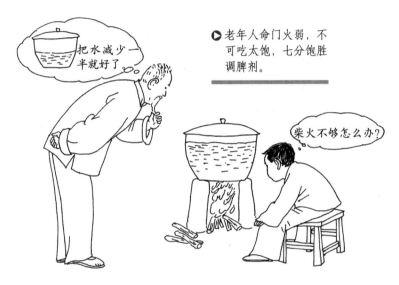

把水减少一半就好了

▶ 老年人命门火弱，不可吃太饱，七分饱胜调脾剂。

柴火不够怎么办？

疾病以减食为汤药

老师叫大家去参火跟食物的关系。为何《黄帝内经》说"饮食自倍，肠胃乃伤"？为何说伤了肠胃，同时也伤了命门之火？为何饱食会损气、减寿？为何老年人吃东西不要过多过杂，应该七分饱？为何《千金方》上说"一日之忌者，暮无饱食""夜饱损一日之寿"？

下面这则禅案，可以帮我们理解火跟水谷的关系。

有一位老师父，他叫小徒弟煮水，有一大锅水，但剩下的柴火，只能够煮大半锅水。小徒弟点燃了柴火，眼看柴火将要燃尽，水却没有烧开。小徒弟就急了，问师父该怎么办。要不立即去砍柴，又怕等砍回柴来，锅里的水又凉了。

老师父笑笑说，你为何只想到从下面柴火入手，不想想从上面锅里的水入手呢？你把水倒掉一半，这水不是很快就煮开了吗？

小徒弟拍拍脑袋，恍然大悟。

可见命门之火如灶底之火，脾胃如灶上之锅，水谷能否腐熟，主要看灶底之火旺与不旺，少一把火，则迟化一顷，增一把火，则速化一时。同时锅中的水谷少一点则速化一会，多一点则迟化一会。所以当命门火不够，平时又稍微吃多一些，就容易完谷不化，道理便在这里。在治疗上我们应该用一些补命门之火的药，如桂附地黄丸，以助水谷腐熟。同时在养生上也要建议患者饭到七分饱，好吃不多吃，少食胜丹药。

我们看那些长寿老人，他们大都很懂得饮食养生，懂得量力而行，都不会暴饮暴食，有自知之明，知道自己有多大的容器、多大的火力，就去煮多少水谷。不然的话，盲目饮食进补，表面上是增加营养，实际上是在盗用命门之火，一旦消化运转不了，不但不能为人体吸收，反而导致疾病。

◇ **参究提示**

1. 脾肾阳虚，完谷不化。
2. 饱食则加重脾肾负担。
3. 桂附理中丸帮助脾肾加大火力。

84. 固表金钟罩

《黄帝内经》曰："阳者，卫外而为固也。"

《医方类聚》曰："腠理不固，易于感冒。"

《古今名医方论》曰："邪之所凑，其气必虚，故治风者，不患无以驱之，而患无以御之，不畏风之不去，而畏风之复来，何也？发散太过，玄府不闭故也。"

常有患者来治疗感冒，吃几剂药就好了，可过一两周又感冒了，或者荨麻疹吃药后能好个一两个月，但不久又复发，这是怎么回事呢？

老师说，这是因为身体虚弱，当把邪气赶出体外后，正气不足以在肌表形成一层保护墙，道家叫做金钟罩，所以稍微不注意，邪风又钻进来。所以很多体虚之人，反复感冒，皮肤病反复发作。

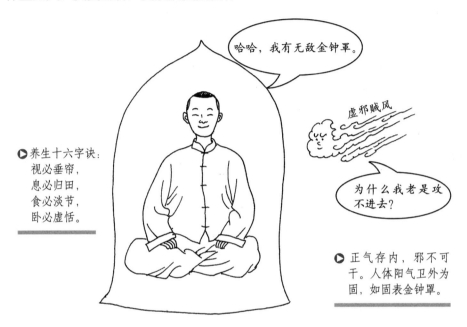

平时多静坐，可以提高正气

有个患者，男，三十多岁，有慢性鼻炎，平时老容易感冒，一感冒就吃感冒颗粒，或维 C 银翘片，稍微有好转，但不久一受凉又反复感冒，他问老师这是为何。

老师说，你这是体质太差了，底子不足，国库空虚，打不了持久战。

然后老师给他用了玉屏风散加味。

他吃完药后，明显就没有以前那么怕风冷了，咳嗽也好了，他觉得这药跟以前的药有所不同。我们跟他说，这药是防风的，以防守为主，使外邪难以入侵，以前你感冒吃的大都是祛风的，以攻打为主，逐邪外出。当你体内粮草兵马不足时，应该谨守城门，以防为主。

他听了豁然开朗。

然后老师跟大家说，这玉屏风散要及时用。一旦把风邪逐出体外后，对于体虚之人，立即要给他扶益正气，这样才能够巩固成果。不然的话，汗孔城门打开，邪气随即又复来，体内兵马粮草不足，一战即败。

然后老师叫大家去参为何玉屏风散中没有用任何抗菌杀毒的药，却能够防卫西医所说的细菌病毒攻击人体引起的感冒？人体表层阳气不够时，患者会出现哪些病症特点？为何用金钟罩可以形容玉屏风散的特点？它是怎么加强人体卫表阳气的固护能力的？

原来这玉屏风散由白术、黄芪、防风三味药组成，能够直接增强身体阳气能量，像是在体表装上一个防风的屏障。白术、黄芪能够益气健脾，强壮脾胃，土能生金，脾胃中土生成的能量通过肺主皮毛，补充到肌表，而达到固护肌表的作用。防风能遍走周身，为风药润剂，把黄芪、白术益气的能量带到卫表去，发挥防风、御风的效果，也能驱逐剩余的邪风。

因为这三味药对于虚人感冒来说珍贵如玉，帮助防风挡风，像屏障一样，又像是在肌表布上一重金钟罩，或者把人体表卫金钟罩的漏洞给修补好，故称玉屏风散。

◇ **参究提示**

1. 正气存内，邪不可干。邪之所凑，其气必虚。
2. 恬淡虚无，真气从之，精神内守，病安从来。
3. 平时多打坐站桩，有助于固密卫表金钟罩。

85. 虫无湿不生

《傅青主女科》曰："夫带下俱是湿证。"

《医方论》曰："虫无湿不生，观腐草为萤可知也。"

《内经知要》曰："人之有病，犹树之有蠹也；病之有能，犹蠹之所在也。不知蠹之所在，遍树而斫之，蠹未必除而树先槁矣。不知病之所在，广络而治之，病未必去而命先尽矣。"

妇人阴道虫痒，是一个常见的疾病，在任之堂见了不少。很多患者反复用洗剂，当成细菌霉菌感染而用对抗杀灭疗法，结果虫没有杀尽，自身却搞得身心疲惫。

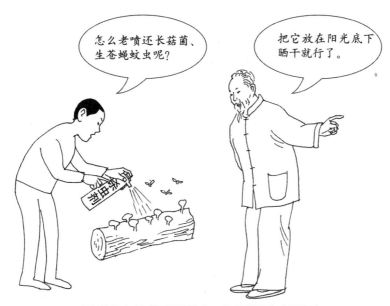

不能光去杀菇菌灭蚊虫，而是要改变环境

有个患者，女，四十来岁，阴道湿痒，有四五年了，伴随白带异常。

老师问道，平时是不是喜食生冷瓜果？她点头称是。

老师说，这就是疾病的原因。

她瞪大眼睛问，难道吃水果也会长虫吗？

老师说，吃水果是不长虫的，但吃水果会引起你身体脏腑虚寒。你的脉沉缓，明显脾肾虚寒。这样那些湿邪就会留在下焦化不了，变为过多的白带。

这些湿浊就是各类病毒霉菌的温床，为何你一直杀菌灭虫却治不好？只要这阴湿环境不除，虫的来源就不断。

给你打个比方，垃圾堆的垃圾没清走，苍蝇蚊虫就没完没了，杀灭了一批，另一批随着又来，随治随生，难有安日。你这身体也是一样，一味杀虫，把身体正气损伤得更厉害，病菌就生长得更疯狂。

然后老师给她开完带汤合阴痒三药（丹参、菖蒲、蜈蚣）。

患者吃完药后，带下干爽，痒痛大减，随后老师又给她调方收尾。

老师说，你们治疗这种妇科阴道虫蚀之痒，不要只盯着虫子治，要去思考病源，是什么原因导致虫生呢？是什么体质环境才会造成霉菌泛滥？不然只知道驱虫治标，不知道除湿治本，则病没完没了。

你们再去看看，木头为什么会腐朽？再去参参，为何桌子的脚先烂？为何湿性容易袭下？为何带下皆是湿证？为何木耳香菇都要长在阴湿的环境下？怎么样才能够把湿邪除掉？这些问题想通后，很多疾病治疗都更有思路。

◇ **参究提示**

1. 当你屡除病菌不行时，试图去改变环境吧。森林中的腐木会长满香菇木耳，怎么剪除都剪不干净，当把腐木抱到阳光下暴晒就不长了。

2. 少停留于寒湿处，要勤洗晒内衣裤。多运动可以防腐，血气流通病可除。

86. 从草木枯槁领悟弦硬郁脉

《临证指南医案》曰："郁则气滞，气滞久则必化热，热郁则津液耗而不流，升降之机失度，初伤气分，久延血分。"

《道德经》曰："人之生也柔弱，其死也坚强，草木之生也柔脆，其死也枯槁，故坚强者死之徒，柔弱者生之徒。"

有个女患者，40岁，早上起来手僵硬，腰酸，夜里很烦躁，难寐。

她问老师，这是不是风湿啊？

老师摸完脉后说，不是风湿。

她疑惑地问，那是什么呢？

老师问她，最近是不是经常吵架？

她说，怎么能不吵架呢？

老师说，你这病就是气多了，关脉弦紧硬得很。肝郁化火，伤了肾水。

然后老师给她开了丹栀逍遥丸合五子衍宗丸。

患者再回来复诊时说，大夫，吃了这药后，我这手跟脖子僵硬好多了，腰也没那么酸了。

老师跟她说，以后要少发脾气，就少得病，再这样发脾气，肾精肝血烧干了，人就容易中风、脑血管硬化，到时就不是脖子僵、手硬那么简单了。

老师叫大家去参，为何发脾气会伤肾水？为何生气的人，脉象关郁弦紧，而且女的容易掉头发？为何气郁久会化火？为何情志之火，不应该用凉药直接清，要用解郁药，让气机重新流通起来？

老师治疗郁病郁脉，是取法《道德经》的思路。取象的思维，其实在《道德经》里头就多次提到。老子就善于用日常生活中常见的现象，水啊，草木啊，山啊，来譬喻，从中悟道。《道德经》第七十六章中说："人之生也柔弱，其死也坚强，草木之生也柔脆，其死也枯槁，故坚强者死之徒，柔弱者生之徒。"

这告诉我们，察脉要先审其阴阳，以别柔刚。脉柔缓的人，性格柔缓，即便有病，大都也能带病延年。而脉僵硬而刚的人，多有着顽固的性子脾气，就像草木一样，容易枯槁；刚强的脾气，会消耗大量的肾水，就像火太大了，把锅中水都煮干了。

这就是为何脾气粗暴、脉象弦硬的人，脸通红，动脉血管容易硬化破裂、缺乏弹性，原来这就是一个干硬枯槁的枯木之象。相反，为何小孩子生机盎然，筋骨柔软？因为小孩子就像初生的草木，很少情志的纠结牵挂，也很少发怒，这样就能够保持元气的柔和，气机也不容易壅堵，也不容易化火，所以生命力极其顽强。

我们再从"鼎三法"来看老师给这个女患者开的方子，思路就更清晰了。老师用五子衍宗丸，直接帮患者补肾水。因为长期发脾气肝郁的人，盗用肾水很厉害，这刚硬的脾气造就刚硬的脉象，不给他补足够的肾水，这脉象就柔和不起来。好像树木冬天干枯一样，必须待来年春水滋润，它才会重新变柔软嫩绿。这也是脾气刚硬的人要注意养其真的道理。

而逍遥散是顺其性的方，患者生气气到夜难卧，手僵脖子硬，这时亟待疏理中焦气机，逍遥散以逍遥命名，就值得去参究，何为逍遥？为何治郁脉首选此方？

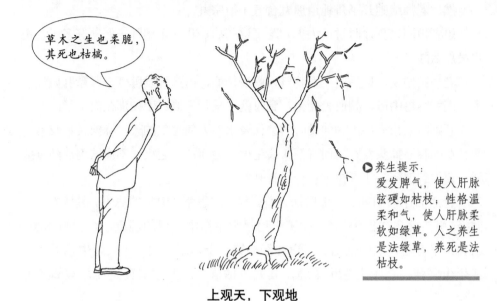

草木之生也柔脆，其死也枯槁。

▶养生提示：
爱发脾气，使人肝脉弦硬如枯枝；性格温柔和气，使人肝脉柔软如绿草。人之养生是法绿草，养死是法枯枝。

上观天，下观地

最后，方中加入丹皮、栀子，这是针对气郁久必化热。人体胸膈郁久后，就会烦热，这种气郁烦热，必用丹栀，丹皮凉血分热，栀子能凉气分三焦热。所以这两味药是专门为降浊火而设的。

这样将养真、顺性、降浊三大思路同时融于一方之中，把肝郁化火又伤了肾水的病机，都考虑到了。所以患者烦躁解，手颈僵硬缓，感到轻松气消。

◇ 参究提示

1.《道德经》就开始教人取象比类，学中医要有法天象地、远观近择的思维。

2.脉象弦硬的人脾气刚强，脉象柔和的人寿命长。为什么？去看枯枝与绿草就知道。

3.脉象弦硬的人要多发爱心，多帮助人，多到大自然中去。让刚强的脾气调和过来，比单纯吃药更管用。

87. 抽油烟机与通肠法

《黄帝内经》曰: "夫胃、大肠、小肠、三焦、膀胱, 此五者天气之所生也, 其气象天, 故泻而不藏。此受五脏浊气, 名曰传化之府, 此不能久留, 输泻者也。魄门亦为五脏使, 水谷不得久藏。"

有个患者, 男, 四十多岁, 长期消化不好, 食欲不振, 稍微吃多一点, 胃就胀, 身体也肥胖, 整个人成天都很累。他自己吃了很多附子理中丸, 刚开始吃时, 还有些效果, 胃口可以开一阵子, 消化也好一些, 但吃的时间长了, 居然没感觉了。于是便来任之堂, 想喝喝汤药。

老师说, 你整个气色就像蒙了一层垢一样, 肠子里头起码有几斤重的积滞, 黏在肠壁上, 排不出去。你要少应酬, 少吃荤, 多吃素。

▶ 清油烟机, 如同用肠六味除肠道垢积。

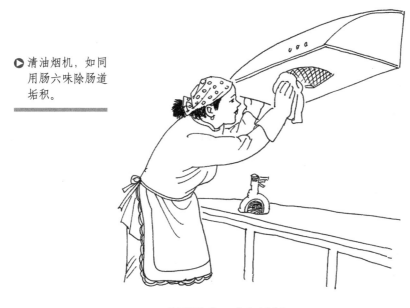

积滞洗净, 空气清新

他爽快地说, 好吧, 听你的, 医生。请师从师, 来你这里看病, 你说咋办就咋办。

老师说, 你这第一步还不能健脾, 你左寸脉浮取不到, 小肠积滞重, 要先通通。然后给他用上肠六味（火麻仁、猪甲、艾叶、苦参、鸡矢藤、红藤）加上桂枝汤，再加上红参、银杏叶，鸡矢藤用到 60 克。

开完药后，老师说，你吃完后会拉出一些黑便，但不要紧，几天后人就轻松了。

他不解地问，怎么会拉黑便，那是什么啊？

老师说，就像你家的抽油烟机，几年没洗，那烟机里头都是黑油，要请人来清。你这肚子也一样，六腑常年没有通过吃素来清洗，里面有不少食物积滞，需要好好清理一番。不清理干净，这食物怎么能消化吸收好呢？

果然，患者吃完几剂药，回来复诊时反馈，正如老师所说。他说，我吃头三剂药，拉出的大便臭死了，在马桶里，冲都冲不下去，一天拉两次。

老师跟他说，不管拉什么、拉多少次，首先你觉得人轻松了些没有？

他说，轻松很多了，所以才再回来看。

老师又问他，现在胃口怎么样了？

他说，从来没有这么好过，而且早上洗脸没那么油了。

原来人体脸部是阳明胃经所过之处，它反映的是胃肠通降功能的好坏。如果脸上成天油垢，像是蒙了层灰一样，怎么洗脸也洗不干净。这说明患者肠胃满，有很多积滞下不去，如果用内调的药，给他清肠子，脸部自然就光洁了。这就是面黑秽浊者必便难的道理。

老师点头说，你们回去要参参如何提高患者的食欲。不一定非得用开胃的药，患者之所以阳明胃气不振，很多跟长期陈年积滞堆在肠胃有关。《黄帝内经》说肠道应"泻而不藏"，每天要很通畅，只有肠道畅快，上面胃口才会开。

你们去想想，为何肠道表面有很多积滞后，患者就没食欲了，胃肠动力就差了，消化也不良了，整个人也没劲了？为何人体肠通一身劲呢？

这个道理不难想清楚，好比一个人长期负重走路，他的精气神肯定消耗大，肯定很困倦，一给他减负，他就轻松了。

这消化道也是这样，人长期吃很黏腻的食物，不容易排出去，这些肥甘厚腻，就会像黏在抽油烟机上的黑垢一样留在胃肠之中，加重消化道的负担。胃肠吸收一不好，动力又差，这样食欲怎么能开，消化怎么能彻底呢？这也是老师之所以重用鸡矢藤，先让他排黑便的道理。

我们知道，很多机器在使用一段时间后，都需要清理里面的轮轴或机头。轮轴要保持润滑，铁锈垢积丝毫不能久留，留久了就会消耗机器的能量，造成不必要的磨损。这样重新再启动机器时，明显就感到有劲了。机器都如此，何况是人。

◇ **参究提示**

1. 面黑者，必便难。
2. 陈莝去则肠胃洁，瘕瘕尽则营卫昌，不补之中有真补存焉。
3. 肠通一身劲。

88. 从蝉蜕之象看辞旧生新

《神农本草经》曰："柞蝉，味咸寒，主小儿惊痫，夜啼，癫病，寒热。"

《中药学》教材认为，蝉蜕主疏散风热，利咽开音，透疹，明目退翳，息风止痉。

近来有几个慢性肾炎的患者来治疗，蛋白尿经常是两个或三个加号。老师但凡摸脉发现下焦有郁热的，脉粗浊偏大，便会用升降散合栀子豉汤，其中升降散里蝉蜕常重用到 20 克。大家不解，何以独重用蝉蜕呢？是不是量小走上焦，量大走下焦呢？

经过临床上的观察，大家发现，这重用蝉蜕的患者，普遍蛋白尿都能从三个加号变为两个加号或一个加号，明显呈好转趋势。

老师说，辨证开方时，加上蝉蜕治蛋白尿，是一个成熟的经验。你们想想，它为何能治蛋白尿？

大家没有想到，还是老师说了。你们看，蝉蜕它又叫蝉衣、蝉壳，是知了脱下来的外衣。我们直接取其象，就一个脱的象。把旧的脱掉，焕发出新的生

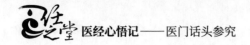

机，这个脱的象，就有辞旧生新之意。

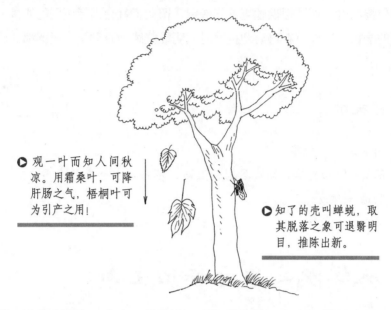

▶ 观一叶而知人间秋凉。用霜桑叶，可降肝肠之气，梧桐叶可为引产之用！

▶ 知了的壳叫蝉蜕，取其脱落之象可退翳明目，推陈出新。

所以治疗皮肤病、瘙痒、荨麻疹，我们常在辨证方中加蝉蜕或龙衣，目的是帮助透疹，疏散风热，取它以皮走皮之意，能够把皮表陈旧的瘀滞脱落下来。有些小孩子比较敏感的，服用后，皮肤甚至会脱下一些屑来，但脱完后，就舒服了。

学生们还是想不明白，为何蝉蜕能够治蛋白尿？

老师接着又说，这脱落的象，不单是肌表脱，呼吸道也一样。比如西医说的声带息肉，说话咽痛，声音嘶哑，我们不是常用会厌逐瘀汤加上蝉蜕吗？这声带长息肉，西医就直接用手术把结节去掉，然后就正常了。在中医看来，就是咽部有瘀浊，瘀浊黏在那里脱不下来，我们用蝉蜕，取它利咽开音、脱落瘀浊之功。用在方子里头，对声带息肉引起的咽喉梗阻不舒、声音沙哑都有帮助。

你们想一下，这咽喉壁上的瘀浊是身体的瘀浊，而肾小球肾炎排出尿蛋白，它代表着有免疫蛋白黏在肾里，这些也是瘀浊，我们也可以把它看成旧浊不脱落的象，通过重用蝉蜕走下焦，把它刮下来。取一个脱旧生新之象，这就是中医的灵活之处。

大家听后就明了了。

老师又说，还不止如此。咽喉上的瘀滞、肾里面的瘀滞、皮肤表面的瘀滞，可以取脱落之象治之。那么眼睛里的瘀滞呢？也是一样。本身蝉蜕就是专主明目退翳的，而且它善入肝经，善疏散风热，治疗胬肉攀睛、眼内长翳膜，在眼科里是常用之药。这都是它善脱的缘故。

《名医别录》上说它"主妇人生子不下"，从这里可以看出它有催产的作用，所以孕妇要慎用。

你们知道它为何能催产吗？

这回大家通透了，说，也是取它善于脱落的象！

老师接着又说，我们现在对药物的认识还太有限，并未了解药物本身的全部功效和作用。就好比现在科技虽然很发达，但人认识到的宇宙还是很小的一部分。

我们如果站在道的角度去思考，思路就会打开来。像皮肤病、癣疾、声音嘶哑、蛋白尿、眼睛有翳障，我们可以用蝉蜕，这只是蝉蜕极小一部分功用的体现。那么风湿性心脏病，瓣膜上有瘀斑黏在那里，可不可以用呢？胆囊息肉，胆囊壁毛糙有垢积堵在那里，可不可以用呢？

你们想想，当你们从这些角度来看时，一味药的用途就相当广泛了，一个辞旧迎新之象，就可以帮你们把这味药用到淋漓尽致。

叶天士当时用汤方帮临盆的妇人催产，正值秋风萧瑟，胎儿不下，叶天士便在庭院里思索，该加味什么引药，突然眼前飘落梧桐树叶。他灵机一动，随即用梧桐落叶做药引，加入汤方里去，胎儿遂顺利落地。

如果他看到树上有蝉蜕的话，他用上，想必也能达到同样神奇的效果。所以你们不要局限于常规的药物功用，得从里头跳出来，用道悟去体证每一味药，到时估计你们用药思路就越来越简，心中越来越有把握。

顺便提一下，民间有个单方专治小儿夜啼，用蝉蜕10克，大枣1枚，煎汤代茶饮，或睡前服用，效果良好。这种夜啼是小孩常常入夜哭闹不安，白天却安静入睡，搞得大人们都不好休息，大都是心经有郁热，所以哭闹。小孩想要借助这哭啼来升发振奋阳气，让郁热透出来。因为白天有阳气的帮助，可以顺气畅达，在夜间郁住，热出不畅，便以哭闹来解之。

这时学生们说，这知了白天叫闹，晚上安静，取这个象治夜啼。

老师笑着说，这种取象不太恰当。晚上安静的动物多得是，而且蝉白天吵闹，也不见得小孩子服了蝉蜕后，白天叫闹不止。

那该怎么取象呢？你们看升降散里，为何用蝉蜕来升呢？《药性赋》上说，透疹散热用蝉衣。一味蝉蜕就能透散心经郁热，只要烦热不扰心，小孩子就不闹了。

这蝉从地里破土而出，然后再把衣服一脱，最后飞到树梢上。可以想出它从浊阴包围的环境里头透出来，由阴而出阳，而小孩子晚上就在一片阴暗环境中，阳气想透出来却透不出，所以以哭闹解之。用蝉蜕就取它由阴出阳、透气外出的象。所以《药性论》上说蝉蜕"治小儿浑身壮热惊痫"。

◇ 参究提示

1. 学药要放到大自然中去学，看这味药是怎么生成的。

2. 蝉蜕取它脱落之象，以退翳明目。猪甲取它下坠之象，以通肠降浊。玫瑰花取它开放之象以解郁，鸡血藤取它血红通达之象，以补血通脉。

89. 刮锅底与鸡矢藤

《医学入门》云："脾与小肠相通。"

锅底有垢，消耗木炭柴火，肠壁有积，消耗命门阳火。

有个女患者，四十多岁，得慢性结肠炎有好几年了，每次解大便都黏稠，拉不尽，食物消化不彻底。常年的结肠炎使得她腰酸背痛，浑身乏力，胃口不开，进而头晕，记忆力减退。

她吃了不少补脾益肠的中药，就是没有治根。

我们想到大便不成形，是不是先用用风药？

老师看了后说，患者肠道有湿热，肠壁上黏了层厚厚的垢积。脾脉别通于小肠，这时要用通下的药，通因通用。不把她肠道壁上的垢积刮下来，食物就难以消化彻底，大便也很难成形，脾虚就总也治不好。

然后给患者用了通肠六药（火麻仁、猪甲、艾叶、苦参、鸡矢藤、红藤），重用鸡矢藤50克。患者吃了5剂药后，大便就成形了，多年的乏力头晕也改善了，想不到这么顽固的老毛病，直接用通肠消积法就把它给拿下来了。

老师说，像这种慢性结肠炎，肠道壁上黏了很多垢积，这不是一两剂通下的药就管用的，而且鸡矢藤一定要打粉。肠道壁上的垢积，不是刮一两下就能刮下来，陈年老积不服十剂八剂药很难排干净彻底。刚开始通只是通大肠那一截，后面几剂药才能通到小肠里面去。

老师然后叫大家去参，为何通肠去垢积后，腰部舒服了，腰也不凉了，食欲增强了，消化也彻底了？

原来人体肠道的食物，要靠心火跟命门之火来共同加热运化，特别是大便稀溏、腰凉的患者，明显腰部命门之火不能助脾胃温化水谷，就像这个患者。那我们直接给她补命门火不就成了吗？可她以前也服过不少补命门火的药，怎么就补不起来？

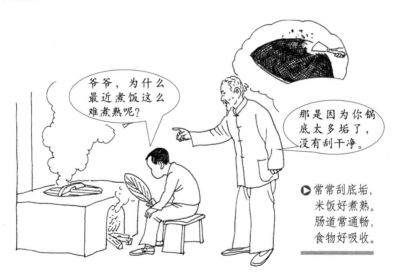

爷爷，为什么最近煮饭这么难煮熟呢？

那是因为你锅底太多垢了，没有刮干净。

▶ 常常刮底垢，
米饭好煮熟。
肠道常通畅，
食物好吸收。

原来道理就在这里，我们看，那些农村用柴火做饭的人家，每隔一段时间都要把锅拿到外面去，用小铲把锅底的灰垢刮净。你问他们为啥这样做，他们会跟你说，这锅底灰垢多，很消耗火力。把锅底灰垢刮干净，那火力一下子上来，做菜煮饭都容易。

这个道理我们再引申到人体肠子上。肠子里食物靠命门火来温化，如果肠道壁很多垢积，既消耗命门火力，也难以把食物彻底吸收。所以患者一方面表现出腰冷乏力、腿脚沉的病症，一方面又表现出大便黏腻、胃口不开的病症。

你这时补命门火加大火力也不对，用开胃消食的药也不对，因为这都不是病根所在。只有把肠道之积刮净，食物才能迅速得到命门火力温化，既不浪费身体命门阳火，也能源源不断制造出气血能量，身体一下子就能进入良性循环，患者的各种病症一下子全改善过来了。所以治病如果治到点子上，一点击破，各点同时破开。

◈ **参究提示**

1.肠道有积会影响食物消化吸收，长期消化吸收不好，身体就会不舒服。

2.心与小肠相表里，命门阳火直接暖脾脏。

3.小肠跟脾脏同时进行消化吸收食物的工作，需要大量阳火，直接就向心跟命门要。

4.肠道上的积滞，会消耗大量的命门之火或心火，所以补火之前要先把垢积刮掉。

90. 从耕种农忙看嗜睡伤人

《黄帝内经》曰："久卧伤气。"

《孟子》曰："不违农时，谷不可胜食也。"

有个患者，每天都要睡够八九个小时以上，但人还是没劲疲惫，坐着就想躺着，躺着就想睡觉。

老师问他，你是怎么睡的，晚上几点入睡啊？

他说十二点到一点吧。

老师说，你要早睡啊，睡觉都没保证，人能不累吗？

他说，我有保证啊，早上我经常睡到九点十点，加起来也有八九个小时。但不知怎么回事，睡醒后，人还想睡，还觉得很困很累。

老师笑笑说，问题就出在这里。久卧伤气，你越不想动，就越不能动，你越躺在床上，就越没劲。俗话说，抠成的疮，睡成的病，你再睡下去，会出大问题的。

他疑惑地问，为何呢？

老师说，你这种睡觉时间规划，睡多少都没用。人类经过千百年而形成了"日出而作，日落而息"的生活工作习惯，你白天九十点还不起来，还睡卧在那里，该动的时候不动；晚上八九点应该休息睡觉、补养精血，你却还在工作干活，还在消耗。这样白天动则生阳，你生不了阳气；晚上静则生阴，你养不出精血，久而久之，你阴阳两虚，人还有朝气精神吗？

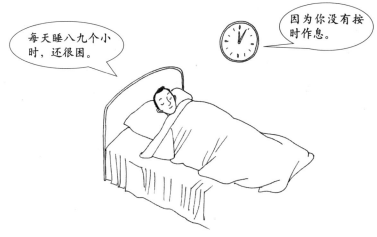

然后老师直接给他开桂枝汤加红参。

才吃两剂药，人就精神多了，也没那么懒惰、嗜睡了。

老师然后叫大家去参，为何种庄稼有七葱八蒜之说？八月该种蒜时不种，等到十月十一月再种下去，你看它有没有收成。到时候该收获的时候，就收获不了。

晚上八点九点该睡觉的时候不睡觉，拖到十一点十二点去睡，久而久之，看看身体还有没有精神。别以为靠食物营养就能够补充这种消耗，天地间是有一种规则的，这种规则非人力能够改变。

比如八月份不种蒜，到十月份去种，即使下再多肥料，浇再多水，看它能不能长得好。这时辰很重要，耕种农忙，就那么前后十天八天，错过后种上庄稼，要想得到好收成就难了。

如果人长期熬夜，错过了晚上九点到十一点，这个三焦经大调整的最好休息睡眠时间，熬到深夜十二点一点，伤了肝胆藏血生发之气，那身体就很容易虚劳了。

大家就想到《孟子》里头有句话叫做"不违农时，谷不可胜食也"。一个农民知道农时，并按农时去干活，就有吃不完的谷子；一个患者知道日出而作、日入而息的道理，晚上不熬夜，白天勤运动，过上规律的生活，那他就有用不完的精血，疾病慢慢地也会离他而去。

◇ **参究提示**

1. 晚上九点是人体三焦经大调整的时候，九点到十一点这段时间没睡，就错过了排湿浊的黄金时间，其他时间睡都很难补得回来。

2. 人卧则血归于肝，精藏于肾。睡觉没按时睡，补再多精微物质都不受用。

91. 从吹风筒看风能胜湿

《黄帝内经》曰："风胜湿。"
又曰："伤于湿者，下先受之。"

有个患者，男，36岁，屁股湿痒，一抓就流水，已经一个多月。先用药膏抹，抹不好，反反复复，这才来找中医，想用中药调调。

老师一摸他的脉说，阳气往下陷，郁在下焦，湿性重浊，易袭阴位。谁主湿？脾主湿。谁能够胜脾？肝能够胜脾，木能够克土。所以风能够胜湿，就用风药吧，把他阳气从下往上提拔上来。

那风药的集成是哪个方子呢？当然是荆防败毒散了。

老师说，把荆防败毒散里的前胡改成白术，加强健脾除湿的力量。

从来没有谁说过这个荆防败毒散能够治疗屁股湿疹啊，它是治虚人感冒，或者脾虚腹泻的，跟湿疹有什么关系呢？

而患者只吃完 3 剂药，湿疹就明显好转了。

老师便叫大家去参，为何荆防败毒散能治好这患者屁股上的湿疹？

这就是风药的功用，患者脉下陷，湿浊下注，郁在下焦，下焦就湿痒、流水。这时我们直接把他阳气往上升，什么药升阳气最快？当然是风药。中医说风能胜湿，高巅之上唯风药可到。

患者寸脉不足，就是高巅上缺乏精气，用风药的目的，就是把下焦精气往上搬运，这样上下能够循环对流，湿疹湿疮自去。

从这个案例，我们就可以想到，治湿痒不一定要用清热除湿的思路，不一定要见湿治湿，如果患者身体升发之气不足，越除湿就越生湿，把他升发之气提起来，湿邪自然就干了。

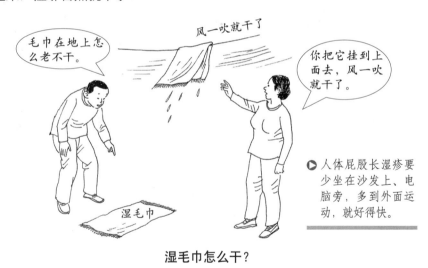

毛巾在地上怎么老不干。

风一吹就干了

你把它挂到上面去，风一吹就干了。

湿毛巾

▶ 人体屁股长湿疹要少坐在沙发上、电脑旁，多到外面运动，就好得快。

湿毛巾怎么干？

就好比湿毛巾，即使再怎么去拧它还是湿的，如果把它往高处一挂，它很快就干了。所谓湿气，只是处在不当的位置上而已，一旦把它放在恰当的位置上，它可能就变成了津液。

又比如很多人晚上洗完澡后，头发湿漉漉，但又急着想睡觉。这时只要拿起吹风筒来，吹个几分钟，头发很快干了。这就是一个风能胜湿的象，吹风筒吹出来的是热风，很快把湿头发烘干了。我们用辛温的风药，制造的也是一个热风的场。故曰：

> 湿性重浊，易袭阴位。
>
> 风能胜湿，风药治之。

◈ 参究提示

1. 湿浊在下是邪气，令人长湿疹瘙痒。
2. 把在下的湿邪用风药搬运到周身为身体所用，就使其变为津液。

92. 水足风起船自行

《医贯》曰："东方先生木，木者生生之气，即火气也，空中之火，附于木中，木郁则火亦郁于木中矣。不特此也。火郁则土自郁，土郁则金亦郁，金郁则水亦郁……予以一方治其木郁而诸郁皆因而愈。一方者何？逍遥散是也。方中惟柴胡、薄荷二味最妙。"

朱熹曰："昨夜江边春水生，艨艟巨舰一毛轻。向来枉费推移力，此日中流自在行。"

有个女孩子，月经量少，大便干结，胁肋胀满，舌淡苔薄白，舌边有齿痕。

老师一开口便说，你这不要再穿裙子，吃水果、鸡蛋了。

她说，我平时都比较少吃肉，就吃鸡蛋了，不吃水果怎么美容呢？

老师说，跟你说吧，你这胁肋胀满，就是吃鸡蛋吃的。鸡蛋黏糊糊的，是一个收的象，凡女人关脉郁紧，肝气郁结，不能舒放，脾气大，都要少吃鸡蛋，越吃脾气越大，心越急躁。

她说，那水果呢，我大便经常三五天解一次，不吃水果不行啊。

老师说，吃水果，为什么你大便还是三五天一次啊？你那月经量少，大便干结，就是凉的东西吃多了，热胀冷缩的道理你懂吗？这凉冷的东西，一吃到肚子里头，小肚子都凉得慌，血脉一受到寒凉就收引，月经量怎么会多呢？肠道一受到寒凉也收引，不能放松，大便能不干结吗？

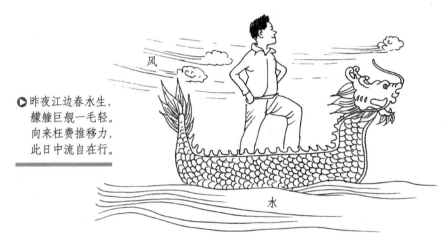

▶ 昨夜江边春水生，
艨艟巨舰一毛轻。
向来枉费推移力，
此日中流自在行。

风能推动之，水能滋润之，搁浅之舟，自在畅行

她算是明白了，然后老师就给她开逍遥散，白术重用到80克。

药房里刚来抓药的学生都不解地问，这逍遥散，怎么白术用量这么大？

我们跟他说，常规白术用量10到15克，那是常法，用来健脾补气的；这里白术重用80克，甚至100克，是一个变法。白术多脂，重用可以通便，一边加强脾动力，一边润肠，通便效果很好。

果然，患者吃完药后，来复诊时说，吃药期间，大便都非常通畅，胸胁也不胀满了。

老师问她，还吃水果、鸡蛋吗？

她说不吃了。

老师说，不吃就好，让血脉不要受凉，也不要穿裙子了，以后你月经量自然会增多，变为正常。

老师然后叫大家去参，为何我们用逍遥散可以帮助患者疏肝通便？

原来古方逍遥散乃疏肝解郁第一方，它不单能解肝郁，五脏之郁皆可以解之。逍遥散能够恢复肝胆的升发之气、舒展之气，其气柔嫩，如同草木穿地而起，得温风一吹，郁气便条达，其中的柴胡、薄荷这两味药最妙，正好代表了春天生发之气。

很多妇人情志抑郁，郁则五脏气不通，五脏气不通，则胁肋为之胀，肠为之闭结，月经为之短少。以逍遥散疏解之，胁肋得以放松，郁结散；肠道得以放松，便结通；子宫得以放松，月水下注。逍遥散能够治木郁，从而治肝郁、肠郁、子宫郁等脏腑郁。

老师加重了逍遥散中白术用量，又有当归、白芍这些柔润多脂之物，就像直接给肠管下一场春雨一样，增加管道里的水分；配上柴胡、薄荷、生姜这些疏通之药，如同给河道里的船刮风一样，这样水足风起，即便是大船巨舰，也能够得水而行，因风而动。这也是患者服药后，干结的大便能够很顺畅地下来的道理。

以前患者大便难，又是水果，又是润肠丸，都没能解决问题，这回双管齐下，既增加河道里的风力，又增加水量，五脏六腑、经脉得以放松，液充舟行，自然能扬帆万里，不会被搁浅在局部。

这正是老师用药顺其性、养其真的精妙之处。若不能顺五脏之性，经脉管道就郁结，怎么滋润也没用。肠管消化道干结，没有足够的油，怎么用风去吹，大便也不容易下来。

这样脏腑之性得顺，脏腑之真得养，何患病不得除。

◈ **参究提示**

1. 肝能疏泄周身之郁。
2. 肠道瘀滞也要靠肝去疏泄，这叫木能疏土。
3. 重用白术可治便秘。

93. 白带浑浊与植树造林

《傅青主女科》曰："妇人有终年累月下流白物，如涕如唾，不能禁止，甚则臭秽者，所谓白带也。夫白带乃湿盛而火衰，肝郁而气弱，则脾土受伤，湿土之气下陷，是以脾精不守，不能化荣血以为经水，反变成白滑之物，由阴门直下，欲自禁而不可得也。治法宜大补脾胃之气，稍佐以疏肝之品，使风木不闭塞于地中，则地气自升腾于天上，脾气健而湿气消，自无白带之患矣。"

关于白带异常的话题，我们以前讨论过，这类疾病，在妇人里是比较多的。很多患者第一反应只想到吃消炎药，或用外洗剂，把它当成炎症来治，一下子把正气搞虚了，反而导致白带缠绵不止。这里有必要再提一下。

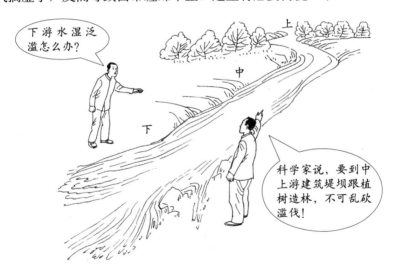

老师叫我们去参，阴道瘙痒炎症，是不是真的局部有炎症？白带色白是不是真的只是下焦湿浊重？

有个女患者，29岁，白带量多，如牛乳，腐秽不堪，已有半年多，既用过洗剂，也用过消炎药，反反复复不断根。

老师说，当看到下游河水浑浊时，你会想到什么？

我们一下子想到，一定是中上游土壤不固，植被遭到破坏，这样一下雨，河水里就夹杂着大量泥沙，像黄河一样，通通冲到下游去了。

老师说，把人体与大自然相类比去考虑。把上中下三焦，当成河流的上中下三段来调，把浑浊的水看成人体血液浑浊黏稠、带下臭秽、尿黄浊，把大自然中的土壤看成人体脾胃，把大自然中的树木看成人体的肝，那么关于下游河水浑浊你就知道怎么去治理了。

大家一想，原来不过是在中上游植树造林、修筑堤坝而已。

大家一下都明白了，这是中医最自然的整体观。

老师就给她开了完带汤原方原剂量，患者吃完两次药，白带量少了，也不稠了，而且没那么臭秽了。

我们看，完带汤里头没有一味药是消炎的，更没有多少药是去利下焦之湿，大部分药是建固脾土、疏达肝气的，建固脾土等于巩固堤防，疏达肝气等于植树造林，这样堤防牢固，树木茂盛，再下起大雨来，河水也就不再那么浑浊了。

再发散开来，现在很多血液病，其实取一个象，可以把它看成血液浑浊。像血黏度高、血脂高，还有血糖高，这些在西医看来，跟肝、胰腺分不开，而中医看来却是肝脾的问题。我们把整个人体血脉循环看成河流，河流里的水浑浊了，不外乎是堤防的土壤不固，或者上游树木遭到砍伐。这时只需要用些健脾的药，疏肝的药，或风药，固护住土壤，把浑浊之物变为有用的精血。这样一想，完带汤治疗的范围就更广了，远远不止于白带异常这一疾病。

老师在临床上对于男性湿浊下注，前列腺炎，还有血脂方面的问题，也会考虑用这个方。这就叫做病机不变，女方男用。

◈ 参究提示

1. 治理下焦湿邪为患，我们要在上游植树造林、建筑堤坝。

2. 植树造林用的是疏肝之药或风药，建筑堤坝用的是巩固脾土的药。

3. 风能够胜湿，土能够制水。

4. 中焦肝脾一调，下焦水湿自治。

94. 养人如养花

《黄帝内经》曰："恬淡虚无，真气从之。精神内守，病安从来？"

二丑粉，排肠浊；延年寿，要淡泊。

有个小女孩，因为吃了羊肉串，第二天就开始发烧，她妈妈是任之堂的老病号了，第一时间赶紧带她来任之堂。

老师一摸脉，发现关尺部郁滑，明显肠道有积，积易化热，便说，把肚子里的脏东西排一排，烧就退了。

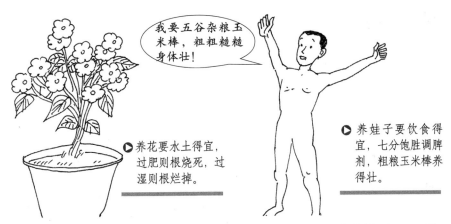

我要五谷杂粮玉米棒，粗粗糙糙身体壮！

▶ 养花要水土得宜，过肥则根烧死，过湿则根烂掉。

▶ 养娃子要饮食得宜，七分饱胜调脾剂，粗粮玉米棒养得壮。

然后直接给她开了一块钱的二丑粉，叫她拿回去伴点糖吃就可以，不但不苦口，还有点香。因为这些二丑粉都是周师傅亲自炒香打粉的，对于小儿肠积发热，能够起到捣毁病源、撤热下行的效果。

小女孩的妈妈问，吃多长时间呢？

老师说，很简单，吃到她大便排出很多臭秽之物时，就可以了。

这小女孩吃完后，当天就拉了很多，烧立即退了。她妈妈说，以前一发烧，送到医院去折腾，没有一两百块都搞不定，而且烧退了，还要咳嗽个三五天，胃口也不开，现在吃这中药，烧退了，胃口又好，而且没有后遗症，这就是我先选择中医的原因。

老师随后交代她说，其实你娃子根本可以不生病的，就是大人们溺爱坏了，小孩子像幼苗，不用施太多肥料，你让她六腑通调，她反而长得好，你担心她营养不足，又是鸡鸭鱼肉，又是烤羊肉，天天这样吃，好好的身子都给吃坏了。

现在很多小孩子之所以反复生病，根源就在大人们的喂养不当。

孩子的母亲又问，以后该怎么调？

老师说，若要身体安，淡泊胜灵丹。

老师叫大家去参，为何过度喂养的小孩子总是多病，也生长发育不好？

我们就想到陈老养花的道理。

广东新宁的民间奇医陈胜征老先生，不仅善于治病，而且善于养花。今年年初，我们跟亮哥强哥一起开车去拜访陈老，虽然时间只有一天，陈老给我们看了很多他治病的案例，并给我们讲解思路。最后将要离开陈家大院时，陈老就带我们去看他在天井种的兰花，这可是他最得意的兰花草。

陈老风趣地说，这种兰花特难养，只有君子才能养好这种君子兰。

然后陈老跟大家分享他养花的经验。

原来那些被人扔掉，几乎将枯死的花木，在陈老手中一样可以养活，而且从这如何养活濒死花木里头，陈老悟出了养生治病的寿康之道。

那该如何养呢？

陈老就在居民倒垃圾的地方捡出一些病弱枯萎的花木。这些花木很多叶蔓都下垂枯萎卷起，而且根须都变黑，甚至腐烂掉了，看起来没有多少生机了。

确实，如果直接把这些花木种植下去，当然活不了，但陈老他就有技巧，能让这些花木活过来。他首先拿出剪刀剪掉花草的枝蔓，留下主干。这样可以减少水分的挥发，又可以保存养分，去长根须。养生也要这样，减少物欲嗜欲，心中越简单越清静。

第二步就是把这些清理干净的花草，种植在全部是沙的花盆里。这沙质看起来贫瘠，不够肥沃，但它有个特点就是特别疏松，透气非常好，一浇点清水，就立马渗下去了。这人呐，在病弱期间，绝对消受不了肥腻之物，就像这病花，用上沃土肥料，反而会烂根，让它清淡通透，却能够慢慢把生机养出来。

第三步陈老会用些黑色带孔的薄膜纸将花草遮盖住，以防白天强光暴晒，而晚上就把纸拿开。这样不到十天半个月，那些枯萎的花木枝头，居然开始冒出嫩芽，呈现一股生发之气。而此时花木的根须，也长出新的白色根来。这时就可以开始适当施肥松土了。

这人体的消化道肠道，里头有很多绒毛状体，就如同花木的根须，所有营养都从这里吸上来。当人体生病时，特别肠道功能受损时，比如各类肠炎溃疡，就相当于花草的根部变黑糜烂。这时身体需要的不再是大鱼大肉，饱食满肚，所以生病的人，大多会没胃口，不想吃东西，让自己肚子饿一饿，这实际上是身体在自救。

老师常教我们治病要注意顺其性，其中顺应人体的自救反应，这是最大的顺其性。但很多家长却不明白，想到我这娃子都两顿没怎么吃饭了，心急火燎赶紧要送去打吊瓶，唯恐有半分营养供不上。其实他们不知道病弱的花木更需要清淡的土壤，而排斥太多的营养肥料。有经验的老农都知道，刚移植的病弱树木，稍微多下点肥料，就会烧根烂根，最后长不好，这时让它清淡便是最高明的养生之举。

所以小孩生病要注重忌口。把好这一关，身体自有强大的自愈机能。医生只是顺其性，用点二丑粉或小柴胡颗粒，帮助条达肝气，祛除肠道腐浊之物。好像给病弱的花草，剪掉腐烂的根和叶，再浇点清水静养，让它们重新生出升发之气来。只要花木根部不再受累，枝叶又会恢复往日的光彩，只要小孩子肠道不再被污染，身体随后就会康复。

在离开陈老的家时，我们大受感动，陈老不仅精于医道，更懂养生之道。我们发现那些能够行医一辈子的老中医，大都是养生界的高手。陈老从养花里头，悟到养人之道，而岳美中老先生则从《种树郭橐驼传》一文中悟到治慢性病要有防有守之道，这二老虽然地处南北不同，但在医学领悟上却是殊途同归的。

◇ **参究提示**

1. 寿康之道在淡泊。
2. 吃好吃饱并不代表吃得健康。
3. 健康是七分饱，是粗茶淡饭。
4. 穿棉布衣服的身体舒服，吃玉米棒杂粮的肚子健康少病。

95. 润滑油与除锈垢

《医灯续焰》云："阳主动，阴主静。"
《灵素节注类编》云："阳主温煦，阴主濡养。"

人体关节就像机器轮轴，久了会生锈，缺乏润滑油，便屈伸不利，转动不活，想要治好它，一要点润滑油，二要除锈垢。

十堰当地一个老阿婆，75岁了，血压高，口苦、咽干，膝关节痛，难以行步，最近还咳嗽。

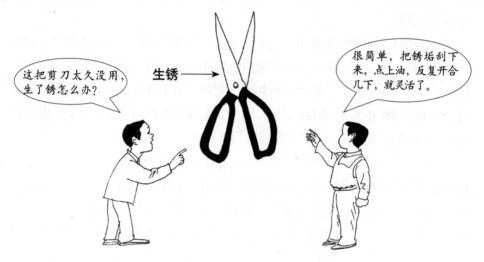

这把剪刀太久没用，生了锈怎么办？

生锈 →

很简单，把锈垢刮下来，点上油，反复开合几下，就灵活了。

老师说，这么多问题，我们要分轻重缓解，像高血压，这老毛病了，西药先别急着停，口苦、咽干可以用中药很快缓解。

老人家说，那我膝盖骨痛，上下楼梯都不方便怎么办？

老师说，这个也不是大问题，你的膝盖骨就像老化的机器轮轴一样，又生锈，又没油，它当然转动不灵活了，把那些锈给剥掉，再点上润滑油，它就可以多使用上一阵子。

然后老师就给她开小柴胡汤合胸三药（枳壳、桔梗、木香），再加生脉饮。

老人家喝完3剂药，膝关节大好，口苦、咽干、咳嗽都消失了。

学生们都不解，这药里头，也没有养筋汤治膝盖，怎么她膝盖关节不痛了，也比以前灵活了？而且方里头没有补肝肾的药，不是说肝主筋肾主骨吗，老年人筋骨不利索，怎么能绕得开治肝肾呢？

老师笑着说，想到治肝肾，还是五脏的思维，你如果跳出五脏来，那就是阴阳。阴阳就是阴主滋养，阳主推动。你就取一个象，她关节不灵活，缺乏油滋养，我们用生脉饮不就是直接滋养她心肺嘛。心能主血脉，肺能朝百脉，主治节，这心肺得到滋润，就像天空降甘霖雨露一样，五脏都能得到滋润。加上这老年人平时容易心慌气短，口干渴，心肺上焦阴液又不足，所以不足以四布肢节，肢节缺乏滋润，才会不荣则痛。

但滋阴的药用上去，未必能够顺利地到达关节上去。所以我们要用阳动顺气的药，把这些阴液膏油散布到各处去。这就是用小柴胡汤加胸三药的道理。

肝主疏泄，这老人家口苦咽干，明显肝胆经郁滞；双关脉郁，胸部气机不展。如果没有这些顺气的药，那吃进来的生脉饮这些点油滋润的养其真之药，就很容易郁在胸膈中，被烦热所消耗掉，还来不及吸收展布到四肢去，就没了。

所以我们用这气药的顺达跟这养阴药的滋养，顺性养真相结合。养真者，养其不足也，顺性者，顺其郁结也，养真如同润滑油，顺性就像打通郁结除垢积。这样水库放水，沟渠挖通，一下子水就到位了。所以老年人关节僵硬，不利索，你们用药不能一味地滋养，也不能够一味地疏通，疏通要有后续滋养跟上，滋养要有前面疏通开路，这样通而不伤，养而不腻，可以治病。

◇◇ **参究提示**

1. 膝部寒湿长骨刺，就像机器老化长锈垢一样，治法不外乎就是点油除锈垢。

2. 生脉饮可以点油，养筋汤也可以点油，小柴胡汤可以除锈垢，膝三药(鹿衔草、小伸筋草、透骨草)也可以除锈垢。

3. 万病最终要回归到五脏上来思考，五脏最终要回归到阴阳层面上来思考。

96. 从炉火添煤看膏方之道

《太氏药谱》曰："凡久病、重病和老年性疾病，往往胃气虚弱，不耐重剂，须从小量、微量开始，欲速则不达，好比奄奄一息的火炉，加煤是必需的，但若多量猛加，反而灭火。如果由微量开始，少添、勤添，很快就能燃烧起来。治病的道理同样如此，轻可去实，可以理解为以轻治重，轻中出巧，轻中寓速，好比桌上的灰尘，用鸡毛掸轻拂即去，若用大扫帚，不仅去尘不净，反而刻痕留迹。"

治慢性病宜缓，精血亏虚，可用膏方养之。

去年开了不少膏方出去，大多数患者反映整个冬天手脚没那么怕凉，人的气色也红润了些，甚至脸上的斑都变淡消退了。

老师说，对于女性，精血亏虚的，在秋冬季适合吃滋补膏方。春夏养阳，秋冬养阴，秋冬滋润得好，整年的阴血都好。

有个女患者，三十来岁，去年吃了一次膏方后，脸上斑淡了，冬天手脚不冷了，今年秋天，又特地赶来任之堂，要老师给她再开膏方。

老师摸完她脉说，没错，你关尺部细弱，适合吃膏方，虽然说虚不受补，但我们采取慢慢调的思路，用一些平和的中药，把气血养起来，身体正气足，就不怕凉，斑色就消退了。

然后给她开了膏方：

菟丝子 150克	枸杞子 150克	覆盆子 100克	五味子 60克
车前子 100克	熟地黄 150克	当 归 150克	鸡血藤 150克
菊 花 80克	生麦芽 80克	炒内金 80克	党 参 150克
银杏叶 200克	红景天 150克	竹 茹 250克	

以上药熬出汤汁后，再加适量的蜂蜜、阿胶，熬到拉丝成线。如果不加些胶类药或蜂蜜，熬出来的就是药水糖浆。而加进去后，不断搅拌，就能形成膏方。

然后老师跟大家说，这膏方用的大多是平和之药。本身膏腻，不容易消化吸收，像我们用五子衍宗丸作底方，就比较平和。

膏方主要以养其真为主，但要让里头的药性转起来，还要适当加些顺其性、降其浊的药，比如生麦芽顺其性，炒内金、竹茹降其浊，这样膏方吃进去，在脾胃中焦才能运得开。如果脾胃都吸收不了，那膏方就不能发挥效果。而且膏方不要随便放那些苦寒、难喝的药，这本身是长期吃、养气血的，如果口感不好，叫患者怎么消受。

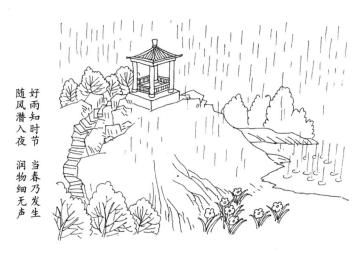

好雨知时节　当春乃发生
随风潜入夜　润物细无声

这一料膏方一般可以吃个两月左右，每次只吃那么一调羹。老师要大家回去参，虚不受补的患者，要怎么帮他补起来？为何膏方在感冒还有月经期间要少吃？

我们一想，这膏方是在打持久战。就像大自然中瓢泼大雨，暴下如注，结果水都流走了，不能湿透到地底三尺去。但如果下的是牛毛细雨，那点点滴滴都钻进地里去了，直接渗到地底三尺中。所以下暴雨，挖到深层土中去都是干的，但下牛毛细雨，挖下去都是湿的。

从这个象里头，我们可以体会到，大补不如小补，快补不如慢补。很多虚不受补就是心太急了，想一下通过营养补药来提高身体精力。殊不知这种想法就好比想用大雨淋湿地底一样不现实。因为本身身体虚了，消化食物、药物的功能就减退，身体耐不住重剂，就像燃烧的火炉一样，必须加煤才能一直烧下去，但如果加得太厉害，反而把火给灭了。所以要悠着点，从小量增加，才能够燃起熊熊大火。

老师秋冬天开滋补膏方的思想，就是取象于灶炉中添火的原理，要让患者少量频服，而不是一下子喝完。知道怎么样服食，有时远比服食什么更重要。就像懂得吃饭的人，细嚼慢咽，专心致志，吃一碗饭，配着青菜萝卜，身体精力可能比那些不懂得吃的，狼吞虎咽，三心二意，吃着满汉全席的人还强壮。

至于为何感冒期间要少吃膏方，这就好理解了，感冒是要给邪以出路，膏方是收敛的，会滞住邪气。月经期间也要少服膏方，因为月经是向下排瘀血，膏方是向里向内收的，会阻碍身体排瘀血，在月经期间服膏方不符合顺其性的要求。

◇ **参究提示**

1. 形不足者温之以气，精不足者补之以味。

2. 膏方味厚以养其真为主，秋冬养阴，所以以五子衍宗丸配合熟地黄、当归或巴戟天、大云、制首乌等味厚之品，助其封藏。

3. 膏方的服用是持之以恒的，每天一两调羹，吃上一两个月，到冬天手脚就暖和起来了。

97. 舌裂与干旱

《黄帝内经》曰："心主舌……在窍为舌。"
《千金方》曰："舌者心之官，故心气通于舌。"

有个老阿婆，67岁，舌面干裂、痛，整整有半年多，多处就医不效，经人介绍，来到任之堂。

她儿女陪她过来，老师叫她伸出舌头来看看，明显舌面干裂，舌尖红。

老师再摸摸老阿婆的双手，热烫热烫的。一闻，口气也重。

老阿婆的子女们问，这是怎么回事呢，为什么舌面干裂至此呢？

老师说，是不是老跟老伴吵架啊？她这脉象双寸脉都偏数，手心又热烫得很，舌面干裂，就像庄稼地一样，天上久不下雨，地面上都干旱了，大地得不到水的滋润，都干裂了，像这种症状就需要滋阴降火。

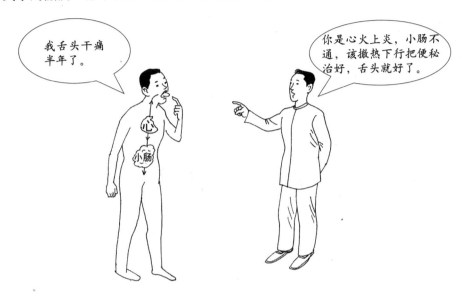

我舌头干痛半年了。

你是心火上炎，小肠不通，该撤热下行把便秘治好，舌头就好了。

子女说，以前也吃了不少清热降火的药。

老师说，要看是降哪个脏腑的火，如果吃降心经之火的药就好得快，还有她肠道也堵得厉害，不把肠道通开，下面火也降不下去。

子女说，对，老人家正有便秘的毛病。

老师说，是这样的，火不能往下走，它就往上蹿。所以这个要用通肠六药（火麻仁、猪甲、艾叶、苦参、鸡矢藤、红藤）在前面开道，再用导赤散，把舌头心经之热火往下引导。方药为：

竹　叶 5克	生地黄 10克	木　通 10克	生甘草 8克
火麻仁 20克	猪　甲 5克	艾　叶 5克	苦　参 5克
鸡矢藤 30克	红　藤 20克	麦　冬 10克	蒲　黄 10克 **3剂**

老阿婆吃完药后，口干舌裂大减，本来心里焦躁得慌，手掌也热乎乎的，服药后，这些中上焦的浮火，随着二便都往下撤了。如同干旱的天地突然下起一场雨，这样土得滋润，热火便消。

然后老师叫大家去参两点，一个是舌为心之苗；一个是心与小肠相表里。

中医就是这样，看到表面现象就知道脏腑虚实，舌红赤、干裂，说明心经有热；心经有热，再往下去发掘，就知道大便干结、小便黄赤，所以用导赤散导小便黄赤，用通肠六药通大便干结。

故二便通利，诸症得减。

这一个导字很值得研究，为何它叫做导赤散？这四味药并没有大清大泻之意，而是很巧妙地导上焦之火热，入下焦小肠膀胱排出去。人体热气本是好东西，只是因为该降的降不下来，该升的升不上去，所以才出现烦热炽盛。

中医治病就像交警指挥交通一样，在关键的十字路口，壅堵之处，指导南来北往的车，使车子各行其道，交通事故就少。浮火上扰，就把它向下引导；肠道不通畅，就让它畅通，疾病就可以好。按照《伤寒论》上的说法就叫做"知何部不利，利之即愈"。

◇ 参究提示

1. 上病下取。

2. 心火通过舌窍发出来。

3. 心与小肠相表里，想撤心火下行，就要釜底抽薪，从下面小肠消灭积滞化火之象。

98. 脾是水堤防

《黄帝内经》曰："五脏化液：心为汗、肺为涕、肝为泪、脾为涎、肾为唾。是为五液。"

又曰："脾主口……在窍为口。"

小孩汗症，从心论治；鼻流清涕，从肺论治；迎风流泪，从肝论治；口角流涎，从脾论治；唾痰不止，从肾论治。

有一次碰到反复流口水的小孩子，老师便问，这口水归哪个脏管啊？

我们第一反应是，归肾脏管吧？

老师说，你们再想一下。

后来一想，原来口中流的涎水归脾脏管，吐唾才归肾脏管。

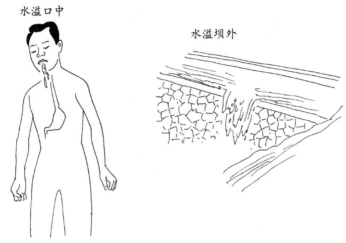

水溢口中

水溢坝外

脾虚不制水，补脾土，口水除

正好，又有个3岁小孩过来，他奶奶说，这娃子成天都流口水，该怎么办？

老师说，这个好办，流的是清水，从口中出，脾开窍于口，明显是脾虚，不能运化统摄。

于是就开理中汤加味，方药为：

红 参 10克	炒白术 10克	干 姜 10克	炙甘草 8克
芡 实 10克	莲 子 10克	鸡矢藤 20克	木 香 15克
茯 苓 15克	1剂		

这一剂药是三天的剂量，熬成三半杯，给小孩子每天喝上半杯。三天药喝完，小孩子口水淋漓的症状就消失了。

为什么这么快呢？

我们可以看一下，口角流涎其实就是水滑苔的加重，水滑苔不正反映着脾虚湿盛吗？中医认为脾主运化，《黄帝内经》又说，诸湿肿满，皆属于脾。不管是嘴角里面的水液泛溢，还是皮肤表面的湿疹，或者脚下的水泡，抑或者脏腑里面的积液，这些都可以看成水湿，水湿就离不开健运脾土，以助运化，变湿气为津液，周流全身，为我所用。

老师说，你们参参，这湿我们为什么不轻易把它利掉呢？

原来体虚湿盛，利湿之后，又会再生出来。只有把中土健固，使不再生湿，才是治湿之道。中国古代的医家把脾脏比喻成人体的拦河坝，如果拦河坝出现决口，水湿四处蔓延，不断地疏导，永远疏导不干净，还必须从源头上去治理。当把拦河坝修好后，那些渗出来的多余水湿自动都会运化掉。

这就是我们用理中汤治疗小儿口角流涎的原因，用它的目的就是巩固堤防。而我们读《伤寒论》时，最后一篇有一句条文说："大病瘥后，喜唾，久不了了，胸上有寒，当以丸药温之，宜理中丸。"

这段话告诉我们，温补脾阳，可以治疗口中吐稀痰或流涎。所以我们常用理中汤的思路，治疗很多病后打吊瓶，水饮不化，咳痰的小孩子。结果发现脾阳一振作，水湿一化，病就好得快，不然咳嗽半个月都恢复不过来。

◇ **参究提示**

1. 诸湿肿满，皆属于脾。
2. 脾开窍于口。
3. 土能制水。

99. 煤气与养生

《黄帝内经》曰："壮火之气衰，少火之气壮。壮火食气，气食少火。壮火散气，少火生气。"

我们刚来富康小区时，小区买的煤气瓶都是新的，正常来说起码可以用到两个月，但用了一个多月，它就没气了。

那充气老板来换气瓶时，我们问他是怎么回事，为何以前都能用两个多月，现在只能用一个多月，是不是气充少了？

他说，不是的，你们家煤气灶那里，有地方可以调节。你们用久后，这个火都偏大，同样炒菜，用太大火，就是浪费。你们只需要调到适中即可，既能炒好菜，也不浪费气。

然后他就帮我们调了。后来再用煤气时，果然用了两个月。

我们从这里想到了中医之道。老师常说，壮火食气，少火生气。火太大，人就很容易累，所以老发脾气、性格要强的人，其实脏腑里面精血都不够用，消耗得很厉害。

有个患者，肝脉弦硬，脾气大，晚上失眠，每天还没下班就开始疲惫劳累，腿都沉重，不听使唤。

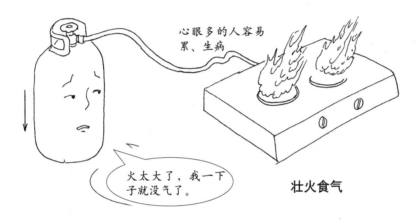

心眼多的人容易累、生病

火太大了，我一下子就没气了。

壮火食气

他问老师是怎么回事，是不是衰老了？

老师说，不是的，壮火食气，你脾气火气太大了，消耗了大量元气，你只要把脾气收敛一点，人家高声，我小语，人家烦恼，我清静，人家急躁，我不怒……处于少火生气状态，自然精充神满，气力过人。

然后老师就给他开了栀子淡豆豉汤合升降散，再加生脉饮。结果，他喝完药后，人不烦躁了，晚上睡觉一下子就安稳了很多，而且上班疲累感也消失了。

老师说，你们要回去好好参参这壮火食气的道理。现代很多人有疲劳综合征，做事没干劲，显示出一派虚象。他们的营养并不见得比常人少，但为何容易疲累呢？这虚的背后是什么？你们要把这道理想通。

原来这是壮火食气、气阴两虚。壮火食气，用栀子淡豆豉汤或升降散，把火气调小下来，那同样量的精血就耐烧。气阴两虚，用上养气阴的生脉饮，这样人就不容易劳累了。

后来，我们又去看相关的养生书，其中《三元延寿参赞书》上有段话讲得很妙，曰：

"人生大期，百年为限，节护之者，可至千岁，如膏之小炷与大耳。众人大言而我小语，众人多烦而我少记，众人悖暴而我不怒，不以人事累，意淡然无为，神气自满，以为不死之药。"

这养生典籍上把人比喻成膏油，就好像气瓶里的煤气。每个人先天禀赋都是有限的，有人多，有人少，但决定活得长短的还有后天的活法，是在拼命消耗，还是有所节制。若挥霍无度，便是再多的先天禀赋也不够用，懂得开源节流，即便是体虚病多，也可以耐老延年。这就是后天的修养，远远要比先天禀赋更重要的道理。

一瓶煤气能用多久，关键看是否恰到好处地用，不过用，不过于浪费火力。

◈ **参究提示**

1. 气虚不能见虚就补，要看是为什么虚。如果是郁闷而虚，当解其郁；如果是激动急躁而虚，当缓其急；如果是过度劳累而虚，当减其劳。这样用药就能针对疾病的根本。

2. 现代人很多虚证，都是由于脾气大、急躁、焦虑、容易激动，把身体的火一下子调到很大，一天还没过到一半就劳累了。就像一瓶煤气，调中火，可以用一个月，调超大火，只能用半个月。这叫壮火食气。

100. 从天地人三才观看皮肤病外洗方

《黄帝内经》曰："伤于风者，上先受之，伤于湿者，下先受之。"
又曰："其高者，因而越之，其下者，引而竭之。"

皮肤湿疹，看似小问题，治疗起来，常常反复难愈，因为它不像治表湿那么简单。这湿邪可夹风而为风湿，到处都发；可夹寒为寒湿，痛痒难耐；也可在局部变为郁热，皮肤流血水不止。

那该怎么治呢？

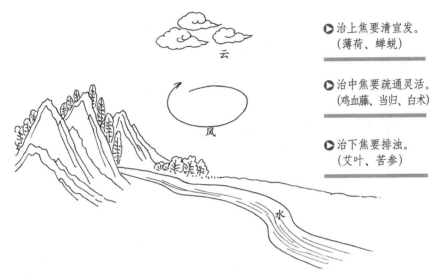

▶ 治上焦要清宣发。
（薄荷、蝉蜕）

▶ 治中焦要疏通灵活。
（鸡血藤、当归、白术）

▶ 治下焦要排浊。
（艾叶、苦参）

皮肤病这样治，五脏六腑也是这样治

思路肯定不局限于某一邪气，必察全局而统观之，察其五脏六腑之升降出入。俗话说，不谋万世者不足以谋一时，不谋天下者不足以谋一域。所以即便是皮肤病，真正的传统中医也要从天人合一的整体观里取得思路，从全局去治理。

一位患者，女，四十多岁，2003 年就开始皮肤开裂，手指部起硬皮，一活动、运动、洗衣服后，开裂就加重，流出血水，又痛又痒，真是血肉模糊。

这病一直伴着她十余年，这次老师看后说，病虽复杂，我们可以给她开个外洗方，用天地人三才观的思路，先把她的风湿郁热，该往皮表透的透发出去，该往下渗的渗出去，再把中间气血培补壮大起来，看看如何。于是开方：

| 薄 荷 30克 | 蝉 蜕 20克 | 鸡血藤 50克 | 白 术 40克 |
| 当 归 30克 | 艾 叶 30克 | 苦 参 30克 | 3剂 |

一剂药煎水可以泡个两三天。

结果，患者六月份开的方子，回去泡手后，皮肤湿疹基本全收口了。这次十月份再过来看病时，是看另外的疾病了。

老师说，这个方子不错，可以成为协定方。你们回去参参，这个汤方里头，是如何体现中医治病的整体观，天地人合一的思路？

原来人体的皮肤也要分为天地人三层。湿气藏在最下一层，这叫湿伤于下。艾叶、苦参这两味药，能够燥湿清热，除湿于下，是地部用药。而薄荷、蝉蜕，是疏风透热之药，这风邪就伤于上，伤于皮肤最外一层，此二药是天部的用药，要轻灵，能够把浮风散出去，这样风痒就会止住。然后是中间人部的用药，有鸡血藤、当归、白术，主要是流通气血，把肉给补回来。这局部损伤必伴随气血受创，血脉不通，不通所以会痛，开裂后局部流血水，要让它长回来，就需要加用局部益气活血之药，以助正气把邪浊托透出来。

这样，三组药分天地人，天清地浊人要活。天部用药要轻灵，多用风药，将在皮表的邪气发越出去；地部用药要重浊，多用除湿药，将在肌肉深层的伏湿清除出去；人部用药要灵活，多用藤类药，取其灵活走窜之意，并且可以调和气血，疏通培补中间的损伤。这样从天地人三才观出发来治这皮肤湿疹，便得以打开思路，取得疗效。

可见中医治病的思路是多么开阔，绝不拘泥于局部止痛止痒，而是在人体大环境中去调风、调湿、调热、调气、调血，这样整体环境调和，人体便趋向健康，故曰：

> 调病必从五脏观，治疾不离天人地。
>
> 内外调节皆一理，着重看的是整体。

◇ 参究提示

1. 皮肤湿疹要治水。

2. 皮肤瘙痒要治风。

3. 治水要治脾，治风要治血。

4. 血行风自灭，湿毒撤走，皮肤不开裂。

后记　医门实修文

书法、京剧、武术、中医都是中国的国粹。书法有着深厚的文化精神底蕴；京剧的独特神韵深入民心；武术强身健体强我中华；中医一根针一把草，解除人民困苦病痛，与广大民众生活息息相关。四者虽然表现形式不同，但要求修学者所用的工夫都是一致的，都需要深入去学习，甚至花一辈子时间去参究。

反复地参究琢磨，不仅是一种精神，更是做任何事情不可缺少的功夫。

比如书法家王羲之，他练习书法时，常常进入凝神苦思、废寝忘食的状态。即使是吃饭走路，他也一边思考字的结构跟气势，一边还在衣服上以指代笔来回书写，年深日久，衣服都被划破了。甚至晚上休息时，躺在床上他也在琢磨，以床板为纸书写不已，久而久之，床板都被划得入木三分。

相传有一次他在聚精会神练字时，家人端来热腾腾的馍馍跟醋蒜酱给他，催他趁热吃。他随口应了，又继续挥毫疾书，当他想到要吃时，随手拿馍馍蘸到墨盘里就往嘴里塞。

原来他把墨汁当成醋蒜酱，弄得满嘴黑墨，家人都笑他是书痴。正因为这股痴劲，这股反复参究的精神，使得他门前池塘因为洗毛笔砚台，都被洗成"墨池"了。而被他写秃的笔，可以堆成一个笔冢。

许多人只看到名家的光环，没看到他背后勤学苦练、反复参究的毅力与精神，不凡之人必有不凡之处。所以曾巩在《墨池记》中说，以精力自致者，非天成也。

医理的顿悟过程，也需要这渐悟的积累。现在我们学习中医，一不缺乏书籍知识，二不缺乏师长教导，其实最缺乏的还是个人的反复参究功夫。

工夫到，铁杵磨成针，制心一处，无事不办。就像以火烧水一样，火再大，如果一下间断了，水也煮不开。火虽小，但持续烧之不断，文火也可煮沸水，凡事贵在"专、恒"二字。

人心专，石山穿。参究一个医理话头也是这样。《慎斋遗书》的作者周慎斋在赏月中领悟到阴阳之理。传说，慎斋中年得了中满之证，遍访名医乏效。

他腹中胀满，胸中憋闷，如同阴霾久久不散。一夜，在庭院中赏月，突然乌云遮月，他立刻感到心胸郁闷，随后清风徐来，乌云散尽，皓月当空，他顿觉胸中亦为之舒畅，于是顿悟：

乌云为阴，风为阳。阳气通畅，阴云消散。凡人体生病之处，皆是阳气不到，阳气一到，病邪立跑。

于是他随即拟方和中丸，温中和阳，疏通气机，服药后胸闷腹胀遂愈。这也给我们后人以启发，治疗胸痹闷胀，要取一个天地之象，用一些造阳光通气机的汤药。由此，你再去领悟仲景治胸痹的方子，便豁然开朗。

一个话头常挂胸中，在观察天地风云时，都能领悟到天地阴阳之理，从而应用于实践，这也是传统儒医的格物致知的功夫。

老师常跟大家提到九个字：上观天，下观地，中观人。

医道的琢磨要放到大自然中去琢磨参究，这样你的思路就会大开大合，学中医就能学出大气象来。但凡世界上好的东西，都需要一番刻骨铭心的追求，需要反复地积累，医之道更是如此。所以我们辑成下面这篇《医门实修文》，希冀大家不独领悟医道中片言只语，更能将这参究精神贯彻终身。那么无论在任何行业任何岗位上，我们都会没有遗憾。文曰：

无论初学久修，一入医门，必须勤求古训，博采众方，待人诚恳，遇事不慌，一切言动，都要安详。

读书临证，必须日有一得。如春日之苗，不见其增，日有所长；修心养性，贵在夜省一失，如磨刀之石，不见其损，日有所减。这样学问日增，心性夜长，诚可谓君子博学而日三省乎已，则智明而行无过矣。

从朝到暮，从暮到朝，皆有早晚课，风雨无阻，不令间断，长期口诵，熏陶受持，心性必有大明之时。

行住坐卧，穿衣吃饭，心存一话头，反复参究，细细琢磨，或心思之，或身行之，医道必有顿悟之日。

这般博极医源，精勤不倦，心思志在圣贤，所学用于民间，临证应变，实践检验。如此岐黄道统，如花叶递荣，山势延绵，仲圣心印，若木有根本，水有泉源。如是则医门龙象，国之栋梁，便代不乏焉。